看護職の基本的責務

Responsibility and Ethics for Nurses

定義・概念／基本法／倫理

2024年版

Teshima Megumi

手島 恵◉監修

日本看護協会出版会

■監修

手島 恵●てしまめぐみ
千葉大学大学院看護学研究院教授

1981年徳島大学教育学部特別教科（看護）教員養成課程卒業、1983年千葉大学大学院看護学研究科修士課程修了。臨床を経て、聖路加看護大学（当時）にて教育・研究に7年間従事。1993年よりミネソタ大学客員研究員を経て同大学大学院博士課程単位取得。1998年帰国後、医療法人東札幌病院副看護部長を経て、2001年より千葉大学教授。日本看護協会「看護業務基準」検討委員会委員長（2015年度）、2018年より国際看護師協会(ICN)「ICN看護師の倫理綱領」改訂学術委員会委員および日本看護協会「看護者の倫理綱領」検討委員会委員長。2021年より国際看護師協会理事（西太平洋・アジア地域）。

はじめに

||||||||||||||||||||||||||||||||||||||||||||||||||||||||||||||||||||||||||||||||||||||||||||||||||||||||||||||||||||||||||||||||||||||

　『看護職の基本的責務』*は、これまで日本看護協会が、看護と社会との関係、ならびに看護ケアを受ける人々に対する看護者の責任と権限などを理解できるようにするために発表してきた基本的文書を中心にすえ、「保健師助産師看護師法」等の基本的法律に加え、これからの社会の動向に対応するために必要な法律や制度・政策についての理解をすすめることをねらいとして編集したものです。

　刻々と変化する社会や多様な価値に対応し、質の高い看護の提供を目指すためには、専門職としての社会的責務を果たすために必要な基本的な考え方や法律について理解を深めることが必要です。本書では、それを促すことができるように、自己学習やグループ学習の手がかりとなるミニコラムを設けました。ぜひ、ミニコラムの問いについて、資料を確認して考えてみてください。社会の状況や価値観の変化が、倫理綱領や政策に影響を及ぼしていることが理解できるでしょう。

　本書の構成は、看護の基本となる考え方と看護業務を規定する法と倫理の2章からなっています。「看護の基本となる定義と概念」については、理論家によって明らかにされたものや、日本看護協会、国際看護師協会、国際助産師連盟による定義を掲載しています。「看護業務を規定する法と倫理」には、看護の基本法を挙げるとともに、関係法規には、日本の法律の基盤となる日本国憲法をはじめ、平成26年に改正・施行された「地域における医療及び介護の総合的な確保の促進に関する法律」、医療、看護に関連のある法律をまとめて構成しました。倫理の項では、ヒポクラテスの誓い、ナイチンゲール誓詞など、歴史的な視点から医療専門職について考えられる内容を網羅するとともに、日本看護協会、国際看護師協会、国際助産師連盟により示された倫理綱領、人権に関しては世界人権宣言、患者の権利に関するリスボン宣言等をまとめています。

　これらの資料は、看護専門職が日々の実践を支える行動規範として、ならびに、基礎教育の学生が看護について学ぶ際、あるいは継続教育や新入職員のオリエンテーション等にもご活用いただけます。

　2015年11月

千葉大学大学院看護学研究院
教授　**手島 恵**

＊本書は、日本看護協会「看護者の倫理綱領」が2021年の改訂に伴い「看護職の倫理綱領」と改題されたことを踏まえ、2021年版より『看護職の基本的責務』と改題しました（編集部）。

I
看護の基本となる定義と概念

II
看護業務を規定する法と倫理

＜看護の基本法＞

I
看護の基本となる定義と概念

ナイチンゲールによる看護の概念／ヘンダーソンによる看護の定義／看護〈概念的定義〉〈歴史的変遷〉〈社会的文脈〉（日本看護協会）／ICN看護の定義（国際看護師協会）／ICN看護師の定義（国際看護師協会）／ICM助産師の定義（国際助産師連盟）

ナイチンゲールによる看護の概念

フロレンス・ナイチンゲール 1859 年

　私はほかによい言葉がないために看護という言葉を使う。看護はせいぜい、薬を与え湿布をするくらいの意味にしか使われてこなかった。しかし看護が意味すべきことは、新鮮な空気、光、暖かさ、清潔さ、静かさの適切な活用、食物の適切な選択と供給——そのすべてを患者の生命力を少しも犠牲にすることなく行うことである。

　女性は誰でもよい看護婦[注1]になれるということが繰り返し言われ書かれてきた。別な見地から、私は看護を構成するこの要素自体が全く理解されていないと考える。

　私は看護婦に常にその責任があるとは言わない。衛生の悪さ、建築の悪さ、管理上の手はずの悪さが、看護することをしばしば不可能にする。しかし看護の技[注2]は、私が看護という言葉で理解していることを可能にするような手はずをこそ含んでいるべきである。

　よい看護を構成する真の要素は、病人についてと同様に健康人についても少しも理解されていない。健康についてのあるいは看護についての同じ法則、これらは現実に同じものなのだが、それは病人と等しく健康人にもあてはまる。その法則を破った場合、健康人に現れる結果の方が病人ほど激しくないだけである——それも時としてそうなのであっていつもではない。

　内科的治療とは機能の外科手術であり、本来の外科手術は四肢および器官に行われるものである。そのどちらも障害となるものを取り除くこと以外は何もなし得ないし、どちらも癒すことはできない。自然のみが癒すのである。外科手術は治療の妨げになる弾丸を肢から取り除く。しかし自然は傷を癒す。内科的治療にしても同じである。ある器官のはたらきが妨げられると、私たちの知る限りでは、内科的治療は自然がその妨害物を取り除くのを助けるのであって、それ以上は何もしない。そしてそのどちらの場合にあっても看護がしなければならないことは、自然が患者にはたらきかけるように最善の状態に患者を置くことである。　　　　（訳：小玉香津子・尾田葉子）

Florence Nightingale：NOTES ON NURSING：WHAT IT IS, AND WHAT IT IS NOT. London：Harrison, 59, Pall Mall, Bookseller To The Queen, 1859（フロレンス・ナイティンゲール：看護覚え書き　本当の看護とそうでない看護，小玉香津子・尾田葉子訳，日本看護協会出版会，2004，p.9-11, p.170).

注1）原書の nurse の訳語は出典に準拠し、「看護婦」とした。
注2）（訳注）art：19 世紀も終わり頃から使われ出した技術 technique、および 20 世紀に入ってからの概念である科学技術 technology とは区別される、創造性と想像性と有用性を合わせもつ術という意味でこの訳語を用いた。

ヘンダーソンによる看護の定義

ヴァージニア・ヘンダーソン　1961年

　　看護師の独自の機能は、病人であれ健康人であれ各人が、健康あるいは健康の回復（あるいは平和な死）に資するような行動をするのを援助することである。その人が必要なだけの体力と意思力と知識とをもっていれば、これらの行動は他者の援助を得なくても可能であろう。この援助は、その人ができるだけ早く自立できるようにしむけるやり方で行う。

【 基本的看護の構成要素 】

1. 患者の呼吸を助ける
2. 患者の飲食を助ける
3. 患者の排泄を助ける
4. 歩行時および坐位、臥位に際して患者が望ましい姿勢を保持するよう助ける。また患者がひとつの体位からほかの体位へと身体を動かすのを助ける
5. 患者の休息と睡眠を助ける
6. 患者が衣類を選択し、着たり脱いだりするのを助ける
7. 患者が体温を正常範囲内に保つのを助ける
8. 患者が身体を清潔に保ち、身だしなみよく、また皮膚を保護するのを助ける
9. 患者が環境の危険を避けるのを助ける。また感染や暴力など、特定の患者がもたらすかもしれない危険から他の者を守る
10. 患者が他者に意思を伝達し、自分の欲求や気持ちを表現するのを助ける
11. 患者が自分の信仰を実践する、あるいは自分の善悪の考え方に従って行動するのを助ける
12. 患者の生産的な活動あるいは職業を助ける
13. 患者のレクリエーション活動を助ける
14. 患者が学習するのを助ける

（訳：湯槇ます・小玉香津子）

Henderson, V.：BASIC PRINCIPLES OF NURSING CARE.：International Council of Nurses, 1961（V. ヘンダーソン：看護の基本となるもの，湯槇ます・小玉香津子訳，日本看護協会出版会，p.11, p.33-34, 2006）.

注）ヘンダーソンの教科書『看護の原理と実際』第5版に感銘を受けた国際看護師協会（ICN）より依頼され、その教科書のエッセンスをまとめたのが『看護の基本となるもの』であり、『看護の基本となるもの』はICNの公式声明である。

看護〈概念的定義〉〈歴史的変遷〉〈社会的文脈〉

日本看護協会 2007年／改訂2023年

【 概念的定義 】

看護とは、あらゆる年代の個人、家族、集団、地域社会を対象とし、狭義には、保健師助産師看護師法に定められるところに則り、免許交付を受けた看護職による、保健・医療・福祉のさまざまな場で行われる実践をいう。いわば、「医療」と「生活」の視点を持ち、人々の誕生から最期までその人らしく尊厳を持って生きることができるよう働きかける行為である。

類義語に「看護ケア／ケア」がある。「看護ケア」とは、主に看護職の行為を本質的に捉えようとするときに用いられる、看護の専門的サービスのエッセンスあるいは看護業務や看護実践の中核部分を表すものをいう。「看護ケア」と「ケア」は同義語のように用いられる場合もあるが「看護ケア」は個人、家族、集団、地域社会を対象に、健康の回復・維持・増進を目指して看護職が直接働きかけること[1]を示すのに対し、「ケア」は、さまざまな人によって行われる世話、配慮、介護、子育てなどを含めていう。

看護の使命・目的

看護の使命は、尊厳を保持し健康で幸福であることを願う人間の普遍的な欲求に応え、人々が生涯にわたり健康な生活を実現することに貢献することである。あらゆる年代の個人、家族、集団、地域社会を対象とし、その対象が抱える問題や社会背景に応じて、健康の保持・増進、疾病の予防、苦痛の緩和などを支援することを目的としている[2]。

看護職は、時間的・物理的に人々の一番身近に存在することができる専門職種として、人々にとって親しみやすく話しかけやすい存在であることを期待されている。人々との親近感や親密さは、多くの場合、体位変換や移送、身体の保清等といった「療養上の世話」や、視診、聴診、触診等のフィジカルアセスメントなど、人々の身体に直接触れることを通じてもたらされる。

看護の機能

人々への支援は、日常生活への支援・診療の補助・相談・指導及び調整等の機能を通して達成される。

日常生活への支援とは、人々の苦痛を緩和し、ニーズを満たすことを目指して、看護職が直接的に人々を保護し支援することである。これは、保健師助産師看護師法第

5条で「看護師の業」と規定されているうちの1つである「療養上の世話」に相当する。

　診療の補助とは、医学的知識を持って人々が安全かつ効果的に診断・治療を受けることができるように、医師の指示に基づき、看護職が医療処置を実施することである。これは、「療養上の世話」と同じく保健師助産師看護師法第5条で「看護師の業」と規定されている、「診療の補助」に文字通り相当する。

　相談とは、人々が自らの健康問題に向き合い、その性質を吟味検討し、対処方法や改善策を見いだし実施できるように、また医学診断や治療について主体的に選択できるように、看護職が主に言語的なコミュニケーションを通して支援することである。

　指導とは、人々が問題に取り組み、必要な手だてを習得したり、活用したりして、自立していくことができるように、看護職が働きかけ導く活動のことである。

　調整とは、人々がよりよく健康生活や療養生活を送ることができるように、看護職が他の職種と協働して環境を整える働きをいう。なお、相談・指導・調整には、上記の「診療の補助」「療養上の世話」の両方がかかわっているといえる。

看護の特質

　看護の特質は、看護職が看護を必要とする個人・家族等の身近にあって支援する立場にあるため、人々についての全体的理解を得られる可能性が高いことである。保健・医療・福祉は多くの職種から成るチームで担われており、それぞれの立場から支援を行っているが、看護職は他の職種と比べ、24時間を通して、患者や利用者の身近にいることも可能である。この特質を活かし、人々の身近にあって関心を寄せることにより、人々の気がかり、苦痛や苦悩、希望、強い関心などのニーズに気づき、個別性に応じて人間的な配慮に基づいた看護を行うことが可能となる。

　人々の身近にある看護職が人々を深く理解し人々の信頼を得ることは、人々の尊厳と権利を尊重し、自律性と自己決定を支援する上で重要である。人々への自己決定支援において不可欠な、人間としての尊厳及び権利を尊重し擁護することは、保健・医療・福祉関係者すべての責務であるが、個々の人々に対して具体的にどうすべきであるかを判断する上で、看護職の観察と理解は極めて重要である。看護職は、人々との距離の近さという強みと、この強みを持つゆえの責任の大きさを自覚し、常に温かな人間的配慮を持って人々に接する必要がある。

　ICNの『ICN看護師の倫理綱領（2021年版）』前文にも、文化的権利、生存と選択の権利、尊厳を保つ権利、敬意のこもった対応を受ける権利などの人権を尊重すること[3]が、看護の本質として挙げられている。

【 歴史的変遷 】

　専門職としての看護ならびに学問としての看護の始まりと見なされるのは、英国ヴィクトリア朝時代（1837-1901）、近代看護の創始者として知られるナイチンゲールが1859年に『看護覚え書き』を著し、翌1860年に聖トマス病院にナイチンゲール看護婦訓練学校を開設したことである。

　看護はこれ以降、欧米諸国において専門職として発展してきた。米国では学問としての発展が顕著であり、学士課程及び大学院修士・博士課程教育が急速に広まった。

看護理論が看護師の手によって続々と著され、看護研究も盛んに行われるようになり、1952年には看護研究専門誌『Nursing Research』が発刊された。このように、「看護とは何か」「看護師とは何をする人か」という看護の定義と独自の機能が探求され、教育制度の整備と共に発展したことが、より高度な看護実践を行うクリニカルナース・スペシャリストやナース・プラクティショナーなどが他に先駆けて米国に出現したことにつながったといえる。

　日本における看護の職業的発展は1885年の看護婦教育機関の創設に始まり、1915年には看護婦規則が制定された。第二次世界大戦後、連合国最高司令官総司令部（以下、GHQ）の指導のもと、1948年に保健婦助産婦看護婦法（2001年に保健師助産師看護師法へと改称）が制定され、看護行政の基盤が整備された。その後、1961年に国民皆保険が実現し、すべての国民が何らかの公的医療保険制度に加入することになり、その後の社会保障制度の中核となっていった。

　看護師基礎教育の体制は時代と共に大きな発展を遂げてきた。1970年代から顕著になってきた疾病構造の変化、医療の高度化、高齢社会の到来等によって看護業務が複雑化・高度化したため、看護職を質的かつ量的に充実させることが国家的課題と認識されるようになった。1987年、厚生省（当時）の看護制度検討委員会は、看護職の社会的評価や社会的地位の向上を目指すという目標のもとに、大学・大学院の増設等を提言した。1990年代以降、大学における看護師基礎教育が本格化し、修士課程及び博士課程も多数設置され、時代の要請に応じた看護教育体制が整備されてきた。看護系大学数は年々増加し、2022年には303校となっている[4]。

　1992年には、国民の保健医療の向上を促すために高度な専門知識と技能を有する看護師等を確保することを目的として、看護師等の人材確保の促進に関する法律が施行された。2006年度の診療報酬改定では、患者数と看護師数の割合が「7対1」（患者7人に対し看護師1人の配置）と定められ、全国的に看護職の確保・定着を進めることが課題となった。2009年の改正保健師助産師看護師法には、看護師国家試験受験資格に「大学において看護師になるのに必要な学科を修めて卒業した者」が追加され、また、看護師等の人材確保の促進に関する法律には新たに業務に従事する看護師等に対する臨床研修等の実施が病院等の努力義務であることが明記された。

　看護研究も目覚ましく盛んになり、看護系学会が次々に誕生し、学会機関誌や学術誌も多数刊行された。本会が事業として実施している日本看護学会は、実践にねざした看護研究を支援して看護職の学術研究を振興し、人々の健康と福祉に貢献することを目的とする。日本学術会議協力団体ともなっており、看護系の学会の中でも長い歴史を有し、1967年の看護総合学会開催以来、2023年で学会開催は54回を数える。現代に生きる専門職としての看護職には、学問的な発展と実践を支える努力によって、社会の要請に応えていくことが求められている。

　これまでにも述べてきたように、看護が必要とされる場も拡大している。社会の変化に対応すべく、厚生労働省は、高齢化が急速に進む中で、それぞれの人が住み慣れた地域で自分らしい暮らしを人生の最期まで続けることができるよう、2025年を目途に、住まい・医療・介護・予防・生活支援を一体的に提供する地域包括ケアシステ

ム[5]の構築を推進している。従来、看護は医療機関で行われていたが、1994年に訪問看護制度が開始し、助産師のみに認められていた独立開業権が看護師にも認められ、これ以降、全国で訪問看護ステーションが開設される。2012年には地域密着型サービスとして複合型サービスが創設され、登録利用者に対して通い（通所）、泊まり（宿泊）、訪問介護・訪問看護のサービスを提供することが可能となった。その後、複合型サービスは2015年に看護小規模多機能型居宅介護と名称が変更された。今日、地域包括ケアシステムのもと、医療機関に留まらず、社会福祉施設や在宅など多様な場、多様な形で看護が提供されるようになっており、看護職の活躍の場はますます拡大している。このような社会と医療提供体制の変化も踏まえて本会は、「いのち・暮らし・尊厳を　まもり支える看護」を『看護の将来ビジョン』として表明している。

【 社会的文脈 】

　看護職及びその行う「業」は、保健師助産師看護師法において以下のように規定されている。2006年に、良質な医療を提供する体制を確立することを目指して保健師助産師看護師法が改正され、同法第42条の3として名称独占の規定が新たに設けられて、保健師、助産師、看護師、准看護師の免許を有しない者はこれらの名称もしくは紛らわしい名称を使用してはならないと定められた。

　　第2条　この法律において「保健師」とは、厚生労働大臣の免許を受けて、保健師の名称を用いて、保健指導に従事することを業とする者をいう。

　　第3条　この法律において「助産師」とは、厚生労働大臣の免許を受けて、助産又は妊婦、じょく婦若しくは新生児の保健指導を行うことを業とする女子をいう。

　　第5条　この法律において「看護師」とは、厚生労働大臣の免許を受けて、傷病者若しくはじょく婦に対する療養上の世話又は診療の補助を行うことを業とする者をいう。

　　第6条　この法律において「准看護師」とは、都道府県知事の免許を受けて、医師、歯科医師又は看護師の指示を受けて、前条に規定することを行うことを業とする者をいう。

　「業」の規定は抽象度が高く、具体的内容は時代と共に変化し、その活躍の場も多様化している。看護職の「業」の達成の質は労働環境によって大きな影響を受けるため、看護職が生涯にわたって安心して働き続け、専門性を磨いていける環境を整備することが長年の課題となっている。2006年度の診療報酬改定で入院基本料の新たな区分「7対1」が新設されたことにより人員の確保が課題となった。このような変革の中、看護職が主体性を発揮し、医療において専門職である社会的立場を明示していくことが不可欠となっている。

　かつて看護は、社会の要請に応えて職業として発展してきたという歴史的経緯から、その実践に必ずしも学問が追いついていなかった時代が長く続いた。看護師（婦）基礎教育は医師が長を務める病院附属の専門学校で実施され、看護は独自性のある専門職ではなく医師の補助的な役割を果たすものと見なされてきた。現場での実質的責

任は重くなる一方であったにもかかわらず、その責任を果たすために必要な権限は極めて限られていた。このことは、看護職への社会的評価にも影響し、3K、7K（Kとは「危険」「汚い」「きつい」などを指す）等と揶揄され、深刻な看護師不足に陥ったこともあった。

しかし、2003年の厚生労働省『新たな看護のあり方に関する検討会報告書』において、新たな時代の看護師等の役割が示された。看護師等は療養生活支援の専門家として的確な看護判断に基づく看護技術を提供すること、「療養上の世話」には医師の指示は必要ないが、看護師等は医師への相談の要否について適切に判断できる能力・専門性を養う必要があること、看護師等は医師の指示内容の適切性や自らの能力との整合性を判断し必要に応じて疑義を申し立てることなど、新たな時代の看護師等の役割が示されたのである。この背景には、看護職に対する社会的評価が高まったことにより、医療チームにおける看護職の発言権や決定権が拡大し、看護職独自の判断に基づく行為が適切かつ必要であるという認識が広まったという事実がある。

2000年代より、少子超高齢社会における国民のニーズに応えていくために看護師の役割拡大が議論されるようになった。2015年には特定行為に係る看護師の研修制度が施行され、2017年には厚生労働省より『新たな医療の在り方を踏まえた医師・看護師等の働き方ビジョン検討会報告書』が出された。この報告書の中では、多様かつ複雑な患者の医療・生活ニーズに寄り添い、多職種と連携しながら患者のケアを中心的に担う看護師の役割を示し、卒前教育カリキュラムを拡充する必要性が提言された[6]。

保健師助産師看護師法に規定される看護師の2つの「業」である「療養上の世話」と「診療の補助」のうち、看護独自の機能は「療養上の世話」にあるとする見解が一貫して保持されてきたが、実際には看護師の実働の大部分が「診療の補助」の業務に占められていた。

しかし、2つの業を分けて捉える見方や、いずれを重視すべきかという議論からは、看護の正しい全体像は見えてこない。「診療の補助」とは、患者にとっての診療の意味を看護職が考え、その診療を受ける患者をサポートすることであり、看護を必要とする人々の側に立つという看護の本質を発揮する行為である。この点を認識すれば、2つの業は分けられるものではなく、一方の的確な遂行が他方の効果的な遂行に役立つという形で関連し合っていることが、明確に理解される。

看護職が主体的に社会に貢献していくためには、看護職の役割を明確に理解し、看護独自の機能を着実に果たすことが必要である。

日本看護協会：改訂版 看護にかかわる主要な用語の解説, p.15-19, 2023.

1）見藤隆子・小玉香津子・菱沼典子総編集：看護学事典 第2版, 日本看護協会出版会, p.163, 2011.
2）日本看護協会：看護職の倫理綱領, p.1, 2021（https://www.nurse.or.jp/nursing/assets/statistics_publication/publication/rinri/code_of_ethics.pdf）［2023.10.10確認］
3）国際看護師協会：ICN看護師の倫理綱領（2021年版）, 日本看護協会訳, p.2, 2021.（https://www.nurse.or.jp/nursing/assets/pdf/icn_document_ethics/icncodejapanese.pdf）［2023.10.10確認］
4）日本看護協会出版会編：令和4年 看護関係統計資料集, p.vii, 2023.
5）厚生労働省：地域包括ケアシステム（https://www.mhlw.go.jp/stf/seisakunitsuite/bunya/hukushi_kaigo/kaigo_koureisha/chiiki-houkatsu）［2023.10.10確認］
6）新たな医療の在り方を踏まえた医師・看護師等の働き方ビジョン検討会：新たな医療の在り方を踏まえた医師・看護師等の働き方ビジョン検討会報告書, p.20, 2017年4月6日.（https://www.mhlw.go.jp/file/05-Shingikai-10801000-Iseikyoku-Soumuka/0000161081.pdf）［2023.10.10確認］

ICN看護の定義／
ICN看護師の定義

ICN 看護の定義（簡約版）　　　　　　　　国際看護師協会　1987 年／簡約版 2002 年

　看護とは、あらゆる場であらゆる年代の個人および家族、集団、コミュニティを対象に、対象がどのような健康状態であっても、独自にまたは他と協働して行われるケアの総体である。看護には、健康増進および疾病予防、病気や障害を有する人々あるいは死に臨む人々のケアが含まれる。また、アドボカシーや環境安全の促進、研究、教育、健康政策策定への参画、患者・保健医療システムのマネージメントへの参与も、看護が果たすべき重要な役割である。　　　　　　　　　　（日本看護協会訳、2002 年）

日本看護協会：ICN 看護の定義，日本看護協会公式ホームページ，2002.（https://www.nurse.or.jp/nursing/international/icn/document/definition/index.html）［2023.12.19 確認］

ICN 看護師の定義　　　　　　　　　　　　国際看護師協会　1965 年／改訂 1987 年

　看護師とは、基礎的で総合的な看護教育の課程を修了し、自国で看護を実践するよう適切な統制機関から権限を与えられている者である。看護基礎教育とは、一般看護実践、リーダーシップの役割、そして専門領域あるいは高度の看護実践のための卒後教育に向けて、行動科学、生命科学および看護科学における広範囲で確実な基礎を提供する、正規に認定された学習プログラムである。看護師とは以下のことを行うよう養成され、権限を与えられている。(1)健康の増進、疾病の予防、そしてあらゆる年齢およびあらゆるヘルスケアの場および地域社会における、身体的、精神的に健康でない人々および障害のある人々へのケアを含めた全体的な看護実践領域に従事すること；(2)ヘルスケアの指導を行うこと；(3)ヘルスケア・チームの一員として十分に参加すること；(4)看護およびヘルスケア補助者を監督し、訓練すること；(5)研究に従事すること。　　　　　　　　　　　　　　　　　　　　　　　　　　（日本看護協会訳）

日本看護協会：ICN 看護師の定義，日本看護協会公式ホームページ．（https://www.nurse.or.jp/nursing/international/icn/document/definition/index.html）［2023.12.19 確認］

ICM 助産師の定義

国際助産師連盟 2017 年

助産師とは、「ICM 基本的助産実践に必須なコンピテンシー」および「ICM 助産教育の世界基準」の枠組に基づき、かつ所在する国において正規に認可された助産師教育課程を履修した者で、助産を実践し「助産師」の職名を使用するために登録または法律に基づく免許取得に必要な資格を取得（あるいはその両方）した者で、かつ助産実践の能力（コンピテンシー）を示す者である。

【 業務の範囲 】

助産師は、社会的責任を担った専門職として認識されており、女性の妊娠、出産、産褥の各期を通じて、サポート、ケアおよび助言を行い、助産師の責任において出産を円滑に進め、新生児および乳児のケアを提供するために、女性とパートナーシップを持って活動する。これには、予防的対応、正常出産をより生理的な状態として推進すること、母子の合併症の発見、医療あるいはその他の適切な支援を利用することと救急処置の実施が含まれる。

助産師は、女性のためだけではなく、家族および地域に対しても健康に関する相談と教育に重要な役割を持っている。この業務は、産前教育、親になる準備を含み、さらに、女性の健康、性と生殖に関する健康、育児に及ぶ。

助産師は、家庭、地域（助産所を含む）、病院、診療所、ヘルスユニットとさまざまな場で実践することができる。

2005 年ブリスベン評議会にて採択
2011 年ダブリン評議会にて改訂および採択
2017 年トロント評議会にて改訂および採択
次回改訂予定 2023 年

2017 年公益社団法人日本看護協会、公益社団法人日本助産師会、一般社団法人日本助産学会訳

II

看護業務を規定する法と倫理

保健師助産師看護師法（抄）

昭和 23 年 7 月 30 日　法律第 203 号
最終改正：令和 5 年 6 月 16 日　法律第 63 号

第1章 ⊙ 総　則

【 法律の目的 】

第1条　この法律は、保健師、助産師及び看護師の資質を向上し、もつて医療及び公衆衛生の普及向上を図ることを目的とする。

【 保健師の定義 】

第2条　この法律において「保健師」とは、厚生労働大臣の免許を受けて、保健師の名称を用いて、保健指導に従事することを業とする者をいう。

【 助産師の定義 】

第3条　この法律において「助産師」とは、厚生労働大臣の免許を受けて、助産又は妊婦、じよく婦若しくは新生児の保健指導を行うことを業とする女子をいう。

【 看護師の定義 】

第5条　この法律において「看護師」とは、厚生労働大臣の免許を受けて、傷病者若しくはじよく婦に対する療養上の世話又は診療の補助を行うことを業とする者をいう。

【 准看護師の定義 】

第6条　この法律において「准看護師」とは、都道府県知事の免許を受けて、医師、歯科医師又は看護師の指示を受けて、前条に規定することを行うことを業とする者をいう。

第2章 ⊙ 免　許

＊平成 18 年法律第
84 号により一部改正

【 保健師・助産師・看護師の免許 】*

第7条　保健師になろうとする者は、保健師国家試験及び看護師国家試験に合格し、厚生労働大臣の免許を受けなければならない。

2　助産師になろうとする者は、助産師国家試験及び看護師国家試験に合格し、厚生労働大臣の免許を受けなければならない。

3　看護師になろうとする者は、看護師国家試験に合格し、厚生労働大臣の免許を受けなければならない。

【 准看護師の免許 】

第8条　准看護師になろうとする者は、准看護師試験に合格し、都道府県知事の免許を受けなければならない。

＊平成 13 年法律第 87 号により一部改正

【 欠格事由 】*

第9条　次の各号のいずれかに該当する者には、前2条の規定による免許（以下「免許」という。）を与えないことがある。

一　罰金以上の刑に処せられた者

二　前号に該当する者を除くほか、保健師、助産師、看護師又は准看護師の業務に関し犯罪又は不正の行為があつた者

三　心身の障害により保健師、助産師、看護師又は准看護師の業務を適正に行うことができない者として厚生労働省令で定めるもの

四　麻薬、大麻又はあへんの中毒者

【 保健師籍・助産師籍・看護師籍 】

第10条　厚生労働省に保健師籍、助産師籍及び看護師籍を備え、登録年月日、第14条第1項の規定による処分に関する事項その他の保健師免許、助産師免許及び看護師免許に関する事項を登録する。

【 准看護師籍 】

第11条　都道府県に准看護師籍を備え、登録年月日、第14条第2項の規定による処分に関する事項その他の准看護師免許に関する事項を登録する。

＊平成 18 年法律第 84 号により一部改正

【 免許の付与及び免許証の交付 】*

第12条　保健師免許は、保健師国家試験及び看護師国家試験に合格した者の申請により、保健師籍に登録することによつて行う。

2　助産師免許は、助産師国家試験及び看護師国家試験に合格した者の申請により、助産師籍に登録することによつて行う。

3　看護師免許は、看護師国家試験に合格した者の申請により、看護師籍に登録することによつて行う。

4　准看護師免許は、准看護師試験に合格した者の申請により、准看護師籍に登録することによつて行う。

5　厚生労働大臣又は都道府県知事は、免許を与えたときは、それぞれ保健師免許証、助産師免許証若しくは看護師免許証又は准看護師免許証を交付する。

【 意見の聴取 】

第13条　厚生労働大臣は、保健師免許、助産師免許又は看護師免許を申請した者について、第9条第三号に掲げる者に該当すると認め、同条の規定により当該申請に係る免許を与えないこととするときは、あらかじめ、当該申請者にその旨を通知し、その求めがあつたときは、厚生労働大臣の指定する職員にその意見を聴取させなければならない。

2　都道府県知事は、准看護師免許を申請した者について、第9条第三号に掲げる者に該当すると認め、同条の規定により准看護師免許を与えないこととするときは、あらかじめ、当該申請者にその旨を通知し、その求めがあつたときは、当該都

道府県知事の指定する職員にその意見を聴取させなければならない。

＊平成18年法律第84号により一部改正

【免許の取消、業務停止及び再免許】＊

第14条 保健師、助産師若しくは看護師が第9条各号のいずれかに該当するに至つたとき、又は保健師、助産師若しくは看護師としての品位を損するような行為のあつたときは、厚生労働大臣は、次に掲げる処分をすることができる。

一　戒告

二　3年以内の業務の停止

三　免許の取消し

2　准看護師が第9条各号のいずれかに該当するに至つたとき、又は准看護師としての品位を損するような行為のあつたときは、都道府県知事は、次に掲げる処分をすることができる。

一　戒告

二　3年以内の業務の停止

三　免許の取消し

3　前2項の規定による取消処分を受けた者（第9条第一号若しくは第二号に該当し、又は保健師、助産師、看護師若しくは准看護師としての品位を損するような行為のあつた者として前2項の規定による取消処分を受けた者にあつては、その処分の日から起算して5年を経過しない者を除く。）であつても、その者がその取消しの理由となつた事項に該当しなくなつたとき、その他その後の事情により再び免許を与えるのが適当であると認められるに至つたときは、再免許を与えることができる。この場合においては、第12条の規定を準用する。

【免許取消又は業務停止の処分の手続】

第15条 厚生労働大臣は、前条第1項又は第3項に規定する処分をしようとするときは、あらかじめ医道審議会の意見を聴かなければならない。

2　都道府県知事は、前条第2項又は第3項に規定する処分をしようとするときは、あらかじめ准看護師試験委員の意見を聴かなければならない。

3　厚生労働大臣は、前条第1項の規定による免許の取消処分をしようとするときは、都道府県知事に対し、当該処分に係る者に対する意見の聴取を行うことを求め、当該意見の聴取をもつて、厚生労働大臣による聴聞に代えることができる。

＊平成18年法律第84号により追加

【免許の再交付】＊

第15条の2 厚生労働大臣は、第14条第1項第一号若しくは第二号に掲げる処分を受けた保健師、助産師若しくは看護師又は同条第3項の規定により保健師、助産師若しくは看護師に係る再免許を受けようとする者に対し、保健師、助産師若しくは看護師としての倫理の保持又は保健師、助産師若しくは看護師として必要な知識及び技能に関する研修として厚生労働省令で定めるもの（以下「保健師等再教育研修」という。）を受けるよう命ずることができる。

2　都道府県知事は、第14条第2項第一号若しくは第二号に掲げる処分を受けた准看護師又は同条第3項の規定により准看護師に係る再免許を受けようとする者に対し、准看護師としての倫理の保持又は准看護師として必要な知識及び技能に関す

る研修として厚生労働省令で定めるもの（以下「准看護師再教育研修」という。）を受けるよう命ずることができる。

3　厚生労働大臣は、第1項の規定による保健師等再教育研修を修了した者について、その申請により、保健師等再教育研修を修了した旨を保健師籍、助産師籍又は看護師籍に登録する。

4　都道府県知事は、第2項の規定による准看護師再教育研修を修了した者について、その申請により、准看護師再教育研修を修了した旨を准看護師籍に登録する。

5　厚生労働大臣又は都道府県知事は、第2項の登録をしたときは、再教育研修修了登録証を交付する。

6　第3項の登録を受けようとする者及び保健師、助産師又は看護師に係る再教育研修修了登録証の書換交付又は再交付を受けようとする者は、実費を勘案して政令で定める額の手数料を納めなければならない。

【 政令への委任 】

第16条　この章に規定するもののほか、免許の申請、保健師籍、助産師籍、看護師籍及び准看護師籍の登録、訂正及び抹消、免許証の交付、書換交付、再交付、返納及び提出並びに住所の届出に関して必要な事項は政令で、前条第1項の保健師等再教育研修及び同条第2項の准看護師再教育研修の実施、同条第3項の保健師籍、助産師籍及び看護師籍の登録並びに同条第4項の准看護師籍の登録並びに同条第5項の再教育研修修了登録証の交付、書換交付及び再交付に関して必要な事項は厚生労働省令で定める。

第3章⊙試　験

【 試験の内容 】

第17条　保健師国家試験、助産師国家試験、看護師国家試験又は准看護師試験は、それぞれ保健師、助産師、看護師又は准看護師として必要な知識及び技能について、これを行う。

【 試験の実施 】

第18条　保健師国家試験、助産師国家試験及び看護師国家試験は、厚生労働大臣が、准看護師試験は、都道府県知事が、厚生労働大臣の定める基準に従い、毎年少なくとも1回これを行う。

＊平成26年法律第51号により一部改正、平成27年4月1日施行

【 保健師国家試験の受験資格 】＊

第19条　保健師国家試験は、次の各号のいずれかに該当する者でなければ、これを受けることができない。

一　文部科学省令・厚生労働省令で定める基準に適合するものとして、文部科学大臣の指定した学校において1年以上保健師になるのに必要な学科を修めた者

二　文部科学省令・厚生労働省令で定める基準に適合するものとして、都道府県知事の指定した保健師養成所を卒業した者

三　外国の第2条に規定する業務に関する学校若しくは養成所を卒業し、又は外

国において保健師免許に相当する免許を受けた者で、厚生労働大臣が前二号に掲げる者と同等以上の知識及び技能を有すると認めたもの

＊平成 26 年法律第 51 号により一部改正、平成 27 年 4 月 1 日施行

【 助産師国家試験の受験資格 】*

第 20 条　助産師国家試験は、次の各号のいずれかに該当する者でなければ、これを受けることができない。

一　文部科学省令・厚生労働省令で定める基準に適合するものとして、文部科学大臣の指定した学校において 1 年以上助産に関する学科を修めた者

二　文部科学省令・厚生労働省令で定める基準に適合するものとして、都道府県知事の指定した助産師養成所を卒業した者

三　外国の第 3 条に規定する業務に関する学校若しくは養成所を卒業し、又は外国において助産師免許に相当する免許を受けた者で、厚生労働大臣が前二号に掲げる者と同等以上の知識及び技能を有すると認めたもの

＊平成 26 年法律第 51 号により一部改正、平成 27 年 4 月 1 日施行

【 看護師国家試験の受験資格 】*

第 21 条　看護師国家試験は、次の各号のいずれかに該当する者でなければ、これを受けることができない。

一　文部科学省令・厚生労働省令で定める基準に適合するものとして、文部科学大臣の指定した学校教育法（昭和 22 年法律第 26 号）に基づく大学（短期大学を除く。第四号において同じ。）において看護師になるのに必要な学科を修めて卒業した者

二　文部科学省令・厚生労働省令で定める基準に適合するものとして、文部科学大臣の指定した学校において 3 年以上看護師になるのに必要な学科を修めた者

三　文部科学省令・厚生労働省令で定める基準に適合するものとして、都道府県知事の指定した看護師養成所を卒業した者

四　免許を得た後 3 年以上業務に従事している准看護師又は学校教育法に基づく高等学校若しくは中等教育学校を卒業している准看護師で前三号に規定する大学、学校又は養成所において 2 年以上修業したもの

五　外国の第 5 条に規定する業務に関する学校若しくは養成所を卒業し、又は外国において看護師免許に相当する免許を受けた者で、厚生労働大臣が第一号から第三号までに掲げる者と同等以上の知識及び技能を有すると認めたもの

＊平成 21 年法律第 78 号により一部改正

【 准看護師試験の受験資格 】*

第 22 条　准看護師試験は、次の各号のいずれかに該当する者でなければ、これを受けることができない。

一　文部科学省令・厚生労働省令で定める基準に適合するものとして、文部科学大臣の指定した学校において 2 年の看護に関する学科を修めた者

二　文部科学省令・厚生労働省令で定める基準に従い、都道府県知事の指定した准看護師養成所を卒業した者

三　前条第一号から第三号まで又は第五号に該当する者

四　外国の第 5 条に規定する業務に関する学校若しくは養成所を卒業し、又は外国において看護師免許に相当する免許を受けた者のうち、前条第五号に該当しな

い者で、厚生労働大臣の定める基準に従い、都道府県知事が適当と認めたもの

＊平成21年法律第78号により一部改正

【 医道審議会の意見聴取 】*

第23条　厚生労働大臣は、保健師国家試験、助産師国家試験若しくは看護師国家試験の科目若しくは実施若しくは合格者の決定の方法又は第18条に規定する基準を定めようとするときは、あらかじめ、医道審議会の意見を聴かなければならない。

2　文部科学大臣又は厚生労働大臣は、第19条第一号若しくは第二号、第20条第一号若しくは第二号、第21条第一号から第三号まで又は前条第一号若しくは第二号に規定する基準を定めようとするときは、あらかじめ、医道審議会の意見を聴かなければならない。

【 保健師助産師看護師試験委員の設置 】

第24条　保健師国家試験、助産師国家試験及び看護師国家試験の実施に関する事務をつかさどらせるため、厚生労働省に保健師助産師看護師試験委員を置く。

2　保健師助産師看護師試験委員に関し必要な事項は、政令で定める。

【 准看護師試験委員 】

第25条　准看護師試験の実施に関する事務（以下「試験事務」という。）をつかさどらせるために、都道府県に准看護師試験委員を置く。

2　准看護師試験委員に関し必要な事項は、都道府県の条例で定める。

【 政令及び厚生労働省令への委任 】

第28条　この章に規定するもののほか、第19条から第22条までの規定による学校の指定又は養成所に関して必要な事項は政令で、保健師国家試験、助産師国家試験、看護師国家試験又は准看護師試験の試験科目、受験手続、指定試験機関その他試験に関して必要な事項は厚生労働省令で定める。

＊平成21年法律第78号により追加

【 臨床研修の努力義務 】*

第28条の2　保健師、助産師、看護師及び准看護師は、免許を受けた後も、臨床研修その他の研修（保健師等再教育研修及び准看護師再教育研修を除く。）を受け、その資質の向上を図るように努めなければならない。

第4章⊙業　務

【 保健師業務の制限 】

第29条　保健師でない者は、保健師又はこれに類似する名称を用いて、第2条に規定する業をしてはならない。

【 助産師業務の制限 】

第30条　助産師でない者は、第3条に規定する業をしてはならない。ただし、医師法（昭和23年法律第201号）の規定に基づいて行う場合は、この限りでない。

【 看護師業務の制限 】

第31条　看護師でない者は、第5条に規定する業をしてはならない。ただし、医師法又は歯科医師法（昭和23年法律第202号）の規定に基づいて行う場合は、この限りでない。

2　保健師及び助産師は、前項の規定にかかわらず、第5条に規定する業を行うことができる。

【 准看護師業務の制限 】

第32条　准看護師でない者は、第6条に規定する業をしてはならない。ただし、医師法又は歯科医師法の規定に基づいて行う場合は、この限りでない。

【 氏名、住所等の届出義務 】

第33条　業務に従事する保健師、助産師、看護師又は准看護師は、厚生労働省令で定める2年ごとの年の12月31日現在における氏名、住所その他厚生労働省令で定める事項を、当該年の翌年1月15日までに、その就業地の都道府県知事に届け出なければならない。

【 保健師に対する主治医の指示 】

第35条　保健師は、傷病者の療養上の指導を行うに当たつて主治の医師又は歯科医師があるときは、その指示を受けなければならない。

【 保健師に対する保健所長の指示 】

第36条　保健師は、その業務に関して就業地を管轄する保健所の長の指示を受けたときは、これに従わなければならない。ただし、前条の規定の適用を妨げない。

【 特定業務の禁止 】

第37条　保健師、助産師、看護師又は准看護師は、主治の医師又は歯科医師の指示があつた場合を除くほか、診療機械を使用し、医薬品を授与し、医薬品について指示をしその他医師又は歯科医師が行うのでなければ衛生上危害を生ずるおそれのある行為をしてはならない。ただし、臨時応急の手当をし、又は助産師がへその緒を切り、浣腸を施しその他助産師の業務に当然に付随する行為をする場合は、この限りでない。

＊平成26年法律第83号により追加、平成27年10月1日施行

【 特定行為に係る看護師の研修制度 】*

第37条の2　特定行為を手順書により行う看護師は、指定研修機関において、当該特定行為の特定行為区分に係る特定行為研修を受けなければならない。

2　この条、次条及び第42条の4において、次の各号に掲げる用語の意義は、当該各号に定めるところによる。

　一　特定行為　診療の補助であつて、看護師が手順書により行う場合には、実践的な理解力、思考力及び判断力並びに高度かつ専門的な知識及び技能が特に必要とされるものとして厚生労働省令で定めるものをいう。

　二　手順書　医師又は歯科医師が看護師に診療の補助を行わせるためにその指示として厚生労働省令で定めるところにより作成する文書又は電磁的記録（電子的方式、磁気的方式その他人の知覚によつては認識することができない方式で作られる記録であつて、電子計算機による情報処理の用に供されるものをいう。）であつて、看護師に診療の補助を行わせる患者の病状の範囲及び診療の補助の内容その他の厚生労働省令で定める事項が定められているものをいう。

　三　特定行為区分　特定行為の区分であつて、厚生労働省令で定めるものをいう。

　四　特定行為研修　看護師が手順書により特定行為を行う場合に特に必要とされる

実践的な理解力、思考力及び判断力並びに高度かつ専門的な知識及び技能の向上を図るための研修であつて、特定行為区分ごとに厚生労働省令で定める基準に適合するものをいう。

五　指定研修機関　一又は二以上の特定行為区分に係る特定行為研修を行う学校、病院その他の者であつて、厚生労働大臣が指定するものをいう。

3　厚生労働大臣は、前項第一号及び第四号の厚生労働省令を定め、又はこれを変更しようとするときは、あらかじめ、医道審議会の意見を聴かなければならない。

第37条の3　前条第2項第五号の規定による指定（以下この条及び次条において単に「指定」という。）は、特定行為研修を行おうとする者の申請により行う。

2　厚生労働大臣は、前項の申請が、特定行為研修の業務を適正かつ確実に実施するために必要なものとして厚生労働省令で定める基準に適合していると認めるときでなければ、指定をしてはならない。

3　厚生労働大臣は、指定研修機関が前項の厚生労働省令で定める基準に適合しなくなつたと認めるとき、その他の厚生労働省令で定める場合に該当するときは、指定を取り消すことができる。

4　厚生労働大臣は、指定又は前項の規定による指定の取消しをしようとするときは、あらかじめ、医道審議会の意見を聴かなければならない。

第37条の4　前2条に規定するもののほか、指定に関して必要な事項は、厚生労働省令で定める。

【 異常妊産婦等の処置禁止 】
第38条　助産師は、妊婦、産婦、じよく婦、胎児又は新生児に異常があると認めたときは、医師の診療を求めさせることを要し、自らこれらの者に対して処置をしてはならない。ただし、臨時応急の手当については、この限りでない。

【 保健指導義務及び証明書等の交付義務 】
第39条　業務に従事する助産師は、助産又は妊婦、じよく婦若しくは新生児の保健指導の求めがあつた場合は、正当な事由がなければ、これを拒んではならない。

2　分べんの介助又は死胎の検案をした助産師は、出生証明書、死産証書又は死胎検案書の交付の求めがあつた場合は、正当な事由がなければ、これを拒んではならない。

【 証明書等の交付に関する制限 】
第40条　助産師は、自ら分べんの介助又は死胎の検案をしないで、出生証明書、死産証書又は死胎検案書を交付してはならない。

【 異常死産児の届出義務 】
第41条　助産師は、妊娠4月以上の死産児を検案して異常があると認めたときは、24時間以内に所轄警察署にその旨を届け出なければならない。

【 助産録の記載及び保存 】
第42条　助産師が分べんの介助をしたときは、助産に関する事項を遅滞なく助産録に記載しなければならない。

2　前項の助産録であつて病院、診療所又は助産所に勤務する助産師が行つた助産に関するものは、その病院、診療所又は助産所の管理者において、その他の助産に関

するものは、その助産師において、5年間これを保存しなければならない。

3　第1項の規定による助産録の記載事項に関しては、厚生労働省令でこれを定める。

＊平成13年法律第87号により追加

【秘密を守る義務】*

第42条の2　保健師、看護師又は准看護師は、正当な理由がなく、その業務上知り得た人の秘密を漏らしてはならない。保健師、看護師又は准看護師でなくなつた後においても、同様とする。

> 【関連法】　刑法第134条（秘密漏示）　医師、薬剤師、医薬品販売業者、助産師、弁護士、弁護人、公証人又はこれらの職にあった者が、正当な理由がないのに、その業務上取り扱ったことについて知り得た人の秘密を漏らしたときは、6月以下の懲役又は10万円以下の罰金に処する。

＊平成18年法律第84号により追加

【名称の使用禁止】*

第42条の3　保健師でない者は、保健師又はこれに紛らわしい名称を使用してはならない。

2　助産師でない者は、助産師又はこれに紛らわしい名称を使用してはならない。

3　看護師でない者は、看護師又はこれに紛らわしい名称を使用してはならない。

4　准看護師でない者は、准看護師又はこれに紛らわしい名称を使用してはならない。

第4章の2⊙雑　則

＊平成26年法律第83号により追加、平成27年10月1日施行

【特定行為研修の指定研修機関】*

第42条の4　厚生労働大臣は、特定行為研修の業務の適正な実施を確保するため必要があると認めるときは、指定研修機関に対し、その業務の状況に関し報告させ、又は当該職員に、指定研修機関に立ち入り、帳簿書類その他の物件を検査させることができる。

2　前項の規定により立入検査をする職員は、その身分を示す証明書を携帯し、かつ、関係人にこれを提示しなければならない。

3　第1項の規定による権限は、犯罪捜査のために認められたものと解釈してはならない。

第5章⊙罰　則

【業務制限違反に対する罰則】

第43条　次の各号のいずれかに該当する者は、2年以下の懲役若しくは50万円以下の罰金に処し、又はこれを併科する。

一　第29条から第32条までの規定に違反した者

二　虚偽又は不正の事実に基づいて免許を受けた者

2　前項第一号の罪を犯した者が、助産師、看護師、准看護師又はこれに類似した名称を用いたものであるときは、2年以下の懲役若しくは100万円以下の罰金に処し、

又はこれを併科する。

＊平成 26 年法律第 83 号により一部改正、平成 27 年 10 月 1 日施行

【 禁止行為違反に対する罰則 】＊

第 44 条の 3　次の各号のいずれかに該当する者は、6 月以下の懲役若しくは 50 万円以下の罰金に処し、又はこれを併科する。

　　一　第 14 条第 1 項又は第 2 項の規定により業務の停止を命ぜられた者で、当該停止を命ぜられた期間中に、業務を行つたもの

　　二　第 35 条から第 37 条まで及び第 38 条の規定に違反した者

＊平成 13 年法律第 87 号により追加

【 秘密漏洩違反に対する罰則 】＊

第 44 条の 4　第 42 条の 2 の規定に違反して、業務上知り得た人の秘密を漏らした者は、6 月以下の懲役又は 10 万円以下の罰金に処する。

　2　前項の罪は、告訴がなければ公訴を提起することができない。

＊平成 26 年法律第 83 号により一部改正・追加、平成 27 年 10 月 1 日施行

【 義務違反に対する罰則 】＊

第 45 条　次の各号のいずれかに該当する者は、50 万円以下の罰金に処する。

　　一　第 15 条の 2 第 1 項又は第 2 項の規定による命令に違反して保健師等再教育研修又は准看護師再教育研修を受けなかつた者

　　二　第 33 条又は第 40 条から第 42 条までの規定に違反した者

第 45 条の 2　次の各号のいずれかに該当する者は、30 万円以下の罰金に処する。

　　一　第 42 条の 3 の規定に違反した者

　　二　第 42 条の 4 第 1 項の規定による報告をせず、若しくは虚偽の報告をし、又は同項の規定による検査を拒み、妨げ、若しくは忌避した者

・・

ミニコラム ▶ 保健師助産師看護師法改正の回数とその内容は？

　保健師助産師看護師法（以下、保助看法）は、1948 年の制定以降、25 回以上の改正を経てきています（この中には、他の法律改正に伴う改正も含まれています）。特に、2001 年以降においては、「婦・士」から「師」への名称変更、看護師国家試験受験資格の筆頭に「大学」が明記されたこと、卒後臨床研修の努力義務化等、専門職としての資格に関わる改正がなされてきました。また、記憶に新しいところでは、2014 年に「特定行為に係る看護師の研修制度」に関する条文（第 37 条の 2）が追加され、看護師の業務や役割の拡大に関連する改正が行われました。

▶保助看法の制定以降、現在までに何回改正されているでしょうか。

▶それぞれの改正の、主な経緯と改正点を調べてみましょう。

▶保助看法改正によって、臨床や教育の現場および具体的な実践や教育の内容は、どのように変化したのでしょうか。

・・

【関連資料】 保健師助産師看護師行政処分の考え方（抄）
（厚生労働省医道審議会保健師助産師看護師分科会看護倫理部会 2002 年／改正 2005 年、2016 年）

　当部会は、保健師助産師看護師（以下「看護師等」という。）の行政処分に関する意見の決定に当たり、過去における当部会の議論等を踏まえつつ、当面、以下の考え方により審議することとする。

1　行政処分の基本的考え方

　保健師助産師看護師法第 14 条に規定する行政処分については、看護師等が、罰金以上の刑に処せられた場合や業務に関する不正の行為があった場合、又は看護師等としての品位を損するような行為があったとき等に際し、看護倫理の観点からその適性等を問い、厚生労働大臣がその免許を取り消し、又は期間を定めてその業務の停止等を命ずるものである。

　処分内容の決定においては、司法処分の量刑や刑の執行が猶予されたか否かといった判決内容を参考にしつつ、その事案の重大性、看護師等に求められる倫理、国民に与える影響等の観点から、個別に判断されるべきものであり、かつ、公正に行われなければならないと考える。

　このため、当部会における行政処分に関する意見の決定に当たっては、この「行政処分の考え方」を参考にしつつ、生命の尊重に関する視点、身体及び精神の不可侵性を保証する視点、看護師等が有する知識や技術を適正に用いること及び患者への情報提供に対する責任性の視点、専門職としての道徳と品位の視点を重視して審議していくこととする。

2　事案別の考え方

（1）身分法（保健師助産師看護師法、医師法等）違反　（2）麻薬及び向精神薬取締法違反、覚せい剤取締法違反及び大麻取締法違反　（3）殺人及び傷害　（4）業務上過失致死傷（交通事犯）　（5）業務上過失致死傷（医療過誤）　（6）危険運転致死傷　（7）わいせつ行為等（性犯罪）　（8）詐欺・窃盗　（9）診療報酬及び介護報酬の不正請求等
＊「事案別の考え方」の詳細は厚生労働省ホームページ（http://www.mhlw.go.jp/）参照

ミニコラム ▶ 看護と基本法や関係法規の関係性とは？

　日本における法制度は、日本国憲法を頂点とする法律、政令・省令、告示・通知等によって構成されています。看護の制度や資格、教育、業務等も、すべて法律、すなわち基本法である保健師助産師看護師法、看護師等の人材確保の促進に関する法律、および関係法規によって規定され、さらに法律を施行・実施するために政令・省令、告示・通知等が行政府より発出されています。そのため、現状の教育や臨床の現場において課題や不具合が生じているとすれば、それを解決するためには、法律や制度を変えていく必要があります。

▶法律の制定や改正は、立法府である国会の場で行われます。国会で看護の課題が取り上げられ、その解決に向けた法改正や制度改正がなされるようにするための取り組みには、どのようなものがあるでしょうか。

▶個々の看護職は、どうすれば法改正や制度改正に関わっていけるでしょうか。

看護師等の人材確保の促進に関する法律（抄）

平成 4 年 6 月 26 日 法律第 86 号
最終改正：令和 4 年 6 月 17 日 法律第 68 号

第1章⊙総 則

（目的）

第1条 この法律は、我が国における急速な高齢化の進展及び保健医療を取り巻く環境の変化等に伴い、看護師等の確保の重要性が著しく増大していることにかんがみ、看護師等の確保を促進するための措置に関する基本指針を定めるとともに、看護師等の養成、処遇の改善、資質の向上、就業の促進等を、看護に対する国民の関心と理解を深めることに配慮しつつ図るための措置を講ずることにより、病院等、看護を受ける者の居宅等看護が提供される場所に、高度な専門知識と技能を有する看護師等を確保し、もって国民の保健医療の向上に資することを目的とする。

（定義）*

＊平成 26 年法律第 83 号により一部改正・追加、平成 27 年 4 月 1 日施行

＊平成 29 年法律第 52 号により一部改正・追加、平成 30 年 4 月 1 日施行（次項において同じ）

第2条 この法律において「看護師等」とは、保健師、助産師、看護師及び准看護師をいう。

2 * この法律において「病院等」とは、病院（医療法（昭和 23 年法律第 205 号）第 1 条の 5 第 1 項に規定する病院をいう。以下同じ。）、診療所（同条第 2 項に規定する診療所をいう。次項において同じ。）、助産所（同法第 2 条第 1 項に規定する助産所をいう。次項において同じ。）、介護老人保健施設（介護保険法（平成 9 年法律第 123 号）第 8 条第 28 項に規定する介護老人保健施設をいう。次項において同じ。）、介護医療院（同条第 29 項に規定する介護医療院をいう。次項において同じ。）及び指定訪問看護事業（次に掲げる事業をいう。次項において同じ。）を行う事業所をいう。

一 介護保険法第 41 条第 1 項本文の指定に係る同法第 8 条第 1 項に規定する居宅サービス事業（同条第 4 項に規定する訪問看護を行う事業に限る。）

二 介護保険法第 42 条の 2 第 1 項本文の指定に係る同法第 8 条第 14 項に規定する地域密着型サービス事業（次に掲げる事業を行うものに限る。）

　イ 介護保険法第 8 条第 15 項（第一号に係る部分に限る。）に規定する定期巡回・随時対応型訪問介護看護

　ロ 介護保険法第 8 条第 23 項に規定する複合型サービス（同条第 4 項に規定す

る訪問看護又は同条第15項（第一号に係る部分に限る。）に規定する定期巡回・随時対応型訪問介護看護を組み合わせることにより提供されるものに限る。）

三　介護保険法第53条第1項本文の指定に係る同法第8条の2第1項に規定する介護予防サービス事業（同条第3項に規定する介護予防訪問看護を行う事業に限る。）

3　この法律において「病院等の開設者等」とは、病院、診療所、助産所、介護老人保健施設及び介護医療院の開設者並びに指定訪問看護事業を行う者をいう。

第2章 ⦿ 看護師等の人材確保の促進

（基本指針）

第3条　厚生労働大臣及び文部科学大臣（文部科学大臣にあっては、次項第二号に掲げる事項に限る。）は、看護師等の確保を促進するための措置に関する基本的な指針（以下「基本指針」という。）を定めなければならない。

2　基本指針に定める事項は、次のとおりとする。

一　看護師等の就業の動向に関する事項

二　看護師等の養成に関する事項

三　病院等に勤務する看護師等の処遇の改善（国家公務員及び地方公務員である看護師等に係るものを除く。次条第1項及び第5条第1項において同じ。）に関する事項

四　研修等による看護師等の資質の向上に関する事項

五　看護師等の就業の促進に関する事項

六　その他看護師等の確保の促進に関する重要事項

（国及び地方公共団体の責務）

第4条　国は、看護師等の養成、研修等による資質の向上及び就業の促進並びに病院等に勤務する看護師等の処遇の改善その他看護師等の確保の促進のために必要な財政上及び金融上の措置その他の措置を講ずるよう努めなければならない。

（病院等の開設者等の責務）

第5条　病院等の開設者等は、病院等に勤務する看護師等が適切な処遇の下で、その専門知識と技能を向上させ、かつ、これを看護業務に十分に発揮できるよう、病院等に勤務する看護師等の処遇の改善、新たに業務に従事する看護師等に対する臨床研修その他の研修の実施、看護師等が自ら研修を受ける機会を確保できるようにするために必要な配慮その他の措置を講ずるよう努めなければならない。

2　病院等の開設者等は、看護に親しむ活動への国民の参加を促進するために必要な協力を行うよう努めなければならない。

（看護師等の責務）

第6条　看護師等は、保健医療の重要な担い手としての自覚の下に、高度化し、かつ、多様化する国民の保健医療サービスへの需要に対応し、研修を受ける等自ら進

んでその能力の開発及び向上を図るとともに、自信と誇りを持ってこれを看護業務に発揮するよう努めなければならない。

（国民の責務）

第 7 条　国民は、看護の重要性に対する関心と理解を深め、看護に従事する者への感謝の念を持つよう心がけるとともに、看護に親しむ活動に参加するよう努めなければならない。

（指導及び助言）

第 8 条　国及び都道府県は、看護師等の確保を図るため必要があると認めるときは、病院等の開設者等に対し、基本指針に定める事項について必要な指導及び助言を行うものとする。

（看護師等就業協力員）

第 11 条　都道府県は、社会的信望があり、かつ、看護師等の業務について識見を有する者のうちから、看護師等就業協力員を委嘱することができる。

2　看護師等就業協力員は、都道府県の看護師等の就業の促進その他看護師等の確保に関する施策及び看護に対する住民の関心と理解の増進に関する施策への協力その他の活動を行う。

（看護師等確保推進者の設置等）

第 12 条　次の各号のいずれかに該当する病院の開設者は、当該病院に看護師等確保推進者を置かなければならない。

　　一　その有する看護師等の員数が、医療法第 21 条第 1 項第一号の規定に基づく都道府県の条例の規定によって定められた員数を著しく下回る病院として厚生労働省令で定めるもの

　　二　その他看護師等の確保が著しく困難な状況にあると認められる病院として厚生労働省令で定めるもの

2　看護師等確保推進者は、病院の管理者を補佐し、看護師等の配置及び業務の改善に関する計画の策定その他看護師等の確保に関する事項を処理しなければならない。

3　医師、歯科医師、保健師、助産師、看護師、その他看護師等の確保に関し必要な知識経験を有する者として政令で定めるものでなければ、看護師等確保推進者となることができない。

4　第 1 項に規定する病院の開設者は、看護師等確保推進者を置いたときは、その日から 30 日以内に、当該病院の所在地を管轄する都道府県知事に、その看護師等確保推進者の氏名その他厚生労働省令で定める事項を届け出なければならない。看護師等確保推進者を変更したときも、同様とする。

5　都道府県知事は、看護師等確保推進者が第 2 項に規定する職務を怠った場合であって、当該看護師等確保推進者に引き続きその職務を行わせることが適切でないと認めるときは、第 1 項に規定する病院の開設者に対し、期限を定めて、その変更を命ずることができる。

第3章 ⊙ ナースセンター

第1節　都道府県ナースセンター

＊令和4年法律第68号により追加。令和4年6月17日施行

（指定等）＊

第14条　都道府県知事は、看護師等の就業の促進その他の看護師等の確保を図るための活動を行うことにより保健医療の向上に資することを目的とする一般社団法人又は一般財団法人であって、次条に規定する業務を適正かつ確実に行うことができると認められるものを、その申請により、都道府県ごとに一個に限り、都道府県ナースセンター（以下「都道府県センター」という。）として指定することができる。

（業務）

第15条　都道府県センターは、当該都道府県の区域内において、次に掲げる業務を行うものとする。

　一　病院等における看護師等の確保の動向及び就業を希望する看護師等の状況に関する調査を行うこと。

　二　訪問看護（傷病者等に対し、その者の居宅において看護師等が行う療養上の世話又は必要な診療の補助をいう。）その他の看護についての知識及び技能に関し、看護師等に対して研修を行うこと。

　三　前号に掲げるもののほか、看護師等に対し、看護についての知識及び技能に関する情報の提供、相談その他の援助を行うこと。

　四　第12条第1項に規定する病院その他の病院等の開設者、管理者、看護師等確保推進者等に対し、看護師等の確保に関する情報の提供、相談その他の援助を行うこと。

　五　看護師等について、無料の職業紹介事業を行うこと。

　六　看護師等に対し、その就業の促進に関する情報の提供、相談その他の援助を行うこと。

　七　看護に関する啓発活動を行うこと。

　八　前各号に掲げるもののほか、看護師等の確保を図るために必要な業務を行うこと。

＊平成26年法律第83号により追加、平成27年10月1日施行

（情報の提供の求め）＊

第16条の2　都道府県センターは、都道府県その他の官公署に対し、第15条第六号に掲げる業務を行うために必要な情報の提供を求めることができる。

＊平成26年法律第83号により追加、平成27年10月1日施行

（看護師等の届出等）＊

第16条の3　看護師等は、病院等を離職した場合その他の厚生労働省令で定める場合には、住所、氏名その他の厚生労働省令で定める事項を、厚生労働省令で定めるところにより、都道府県センターに届け出るよう努めなければならない。

2　看護師等は、前項の規定により届け出た事項に変更が生じた場合には、厚生労働省令で定めるところにより、その旨を都道府県センターに届け出るよう努めなければならない。

3　病院等の開設者等その他厚生労働省令で定める者は、前2項の規定による届出が適切に行われるよう、必要な支援を行うよう努めるものとする。

＊平成 26 年法律第 83 号により追加、平成 27 年 10 月 1 日施行

（秘密保持義務）＊

第 16 条の 4　都道府県センターの役員若しくは職員又はこれらの者であった者は、正当な理由がなく、第 15 条各号に掲げる業務に関して知り得た秘密を漏らしてはならない。

＊平成 26 年法律第 83 号により追加、平成 27 年 10 月 1 日施行

（業務の委託）＊

第 16 条の 5　都道府県センターは、第 15 条各号（第五号を除く。）に掲げる業務の一部を厚生労働省令で定める者に委託することができる。

2　前項の規定による委託を受けた者若しくはその役員若しくは職員又はこれらの者であった者は、正当な理由がなく、当該委託に係る業務に関して知り得た秘密を漏らしてはならない。

第 2 節　中央ナースセンター

＊令和 4 年法律第 68 号により追加。令和 4 年 6 月 17 日施行

（指定）＊

第 20 条　厚生労働大臣は、都道府県センターの業務に関する連絡及び援助を行うこと等により、都道府県センターの健全な発展を図るとともに、看護師等の確保を図り、もって保健医療の向上に資することを目的とする一般社団法人又は一般財団法人であって、次条に規定する業務を適正かつ確実に行うことができると認められるものを、その申請により、全国を通じて一個に限り、中央ナースセンター（以下「中央センター」という。）として指定することができる。

（業務）

第 21 条　中央センターは、次に掲げる業務を行うものとする。

一　都道府県センターの業務に関する啓発活動を行うこと。

二　都道府県センターの業務について、連絡調整を図り、及び指導その他の援助を行うこと。

三　都道府県センターの業務に関する情報及び資料を収集し、並びにこれを都道府県センターその他の関係者に対し提供すること。

四　二以上の都道府県の区域における看護に関する啓発活動を行うこと。

ミニコラム ▶「基本指針」、31 年ぶりに改定！

「看護師等の人材確保の促進に関する法律」第 3 条規定の「看護師等の確保を促進するための措置に関する基本的な指針」が 1992 年 12 月の制定から約 31 年ぶりに改定され、2023 年 10 月 26 日に告示されました。指針は看護師等の①就業の動向、②養成、③処遇の改善、④資質の向上、⑤就業の促進、⑥新興感染症や災害等への対応（新設）、⑦その他の項目で構成され、今後さらに多様化するニーズに応える看護師等の確保を目指しています（詳細は下記 URL を参照）。

厚生労働省：看護職員確保対策（https:www.mhlw.go.jp/stf/seisakunitsuite/bunya/0000095525.html）

日本国憲法（抄）

昭和 21 年 11 月 3 日公布

第 3 章 ⊙ 国民の権利及び義務

【 基本的人権の享有 】

第 11 条　国民は、すべての基本的人権の享有を妨げられない。この憲法が国民に保障する基本的人権は、侵すことのできない永久の権利として、現在及び将来の国民に与へられる。

【 自由・権利の保持の責任とその濫用の禁止 】

第 12 条　この憲法が国民に保障する自由及び権利は、国民の不断の努力によつて、これを保持しなければならない。又、国民は、これを濫用してはならないのであつて、常に公共の福祉のためにこれを利用する責任を負ふ。

【 個人の尊重・幸福追求権・公共の福祉 】

第 13 条　すべて国民は、個人として尊重される。生命、自由及び幸福追求に対する国民の権利については、公共の福祉に反しない限り、立法その他の国政の上で、最大の尊重を必要とする。

【 法の下の平等 】

第 14 条　すべて国民は、法の下に平等であつて、人種、信条、性別、社会的身分又は門地により、政治的、経済的又は社会的関係において、差別されない。

【 奴隷的拘束及び苦役の禁止 】

第 18 条　何人も、いかなる奴隷的拘束も受けない。又、犯罪に因る処罰の場合を除いては、その意に反する苦役に服させられない。

【 学問の自由 】

第 23 条　学問の自由は、これを保障する。

【 国民の生存権、生存権の保障 】

第 25 条　すべて国民は、健康で文化的な最低限度の生活を営む権利を有する。

②　国は、すべての生活部面について、社会福祉、社会保障及び公衆衛生の向上及び増進に努めなければならない。

【 教育を受ける権利、教育を受けさせる義務 】

第 26 条　すべて国民は、法律の定めるところにより、その能力に応じて、ひとしく

教育を受ける権利を有する。

② すべて国民は、法律の定めるところにより、その保護する子女に普通教育を受けさせる義務を負ふ。義務教育は、これを無償とする。

【勤労の権利義務、勤労条件の基準、児童酷使の禁止】

第27条 すべて国民は、勤労の権利を有し、義務を負ふ。

② 賃金、就業時間、休息その他の勤労条件に関する基準は、法律でこれを定める。

③ 児童は、これを酷使してはならない。

ミニコラム ▶ 看護実践に関連する主要法令と基準・規定（表）

	法律・政令等	規定内容	本書頁
法的枠組み	日本国憲法（1946）	基本的人権の享有（第11条） 自由・権利の保持の責任とその濫用の禁止（第12条） 国民の生存権、生存権の保障（第25条）	28-29
	医療法（1948）	医療提供の理念（第1条の2）、医療関係者の責務（第1条の4）	42-45
	保健師助産師看護師法（1948）	保健師の定義（第2条）、保健師業務の制限（第29条） 助産師の定義（第3条）、助産師業務の制限（第30条） 看護師の定義（第5条）、看護師業務の制限（第31条） 准看護師の定義（第6条）、准看護師業務の制限（第32条） 保健師・助産師・看護師の免許（第7条）、欠格事由（第9条） 特定業務（医療行為）の禁止（第37条） 特定行為に係る看護師の研修制度（第37条の2）	12-21
	医師法（1948）	医師でない者の医業禁止（第17条）	46

看護者としての社会的責任の明示

		基準・規定、行動指針等	内容	本書頁
看護職能団体	日本看護協会	看護職の倫理綱領（2021）	あらゆる場で実践を行う看護職を対象とした行動指針	58-63
		看護業務基準（2021年改訂版）	全ての看護職に共通の看護実践の要求レベル	93-96
	ICN	看護の定義（1987/簡約版2002）	看護の目的、範囲、対象、独自の機能	9
		看護師の定義（1987）	看護師の資格、権限	9
		ICN看護師の倫理綱領（2021）	4つの基本領域における倫理的行為の基準	65-77
	ICM	ICM助産師の国際倫理綱領（2014）	助産師の教育、実践、研究の指針	78-80

看護業務基準の実践現場での活用・展開

	基準・規定や行動指針等	内容
実践現場	施設ごとの基準、ガイドライン等	施設の理念、対象の特性等を加味した、より実践的なもの

※本表では本書掲載のものを中心に、看護実践と法令、基準・規定の関係性・位置づけを整理した。

公職選挙法（抄）

昭和 25 年 4 月 15 日 法律第 100 号
最終改正：令和 4 年 11 月 28 日 法律第 89 号

（選挙権）

第 9 条 日本国民で年齢満 18 年以上の者は、衆議院議員及び参議院議員の選挙権を有する。

2 日本国民たる年齢満 18 年以上の者で引き続き 3 箇月以上市町村の区域内に住所を有する者は、その属する地方公共団体の議会の議員及び長の選挙権を有する。

3 ＊ 日本国民たる年齢満 18 年以上の者でその属する市町村を包括する都道府県の区域内の一の市町村の区域内に引き続き 3 箇月以上住所を有していたことがあり、かつ、その後も引き続き当該都道府県の区域内に住所を有するものは、前項に規定する住所に関する要件にかかわらず、当該都道府県の議会の議員及び長の選挙権を有する。

（被登録資格等）

第 21 条 選挙人名簿の登録は、当該市町村の区域内に住所を有する年齢満 18 年以上の日本国民（第 11 条第 1 項若しくは第 252 条又は政治資金規正法（昭和 23 年法律第 194 号）第 28 条の規定により選挙権を有しない者を除く。次項において同じ。）で、その者に係る登録市町村等（当該市町村及び消滅市町村（その区域の全部又は一部が廃置分合により当該市町村の区域の全部又は一部となつた市町村であつて、当該廃置分合により消滅した市町村をいう。第 3 項において同じ。）をいう。以下この項及び次項において同じ。）の住民票が作成された日（他の市町村から登録市町村等の区域内に住所を移した者で住民基本台帳法（昭和 42 年法律第 81 号）第 22 条の規定により届出をしたものについては、当該届出をした日。次項において同じ。）から引き続き 3 箇月以上登録市町村等の住民基本台帳に記録されている者について行う。

2 選挙人名簿の登録は、前項の規定によるほか、当該市町村の区域内から住所を移した年齢満 18 年以上の日本国民のうち、その者に係る登録市町村等の住民票が作成された日から引き続き 3 箇月以上登録市町村等の住民基本台帳に記録されていた者であつて、登録市町村等の区域内に住所を有しなくなつた日後四箇月を経過しないものについて行う。

3 第 1 項の消滅市町村には、その区域の全部又は一部が廃置分合により当該消滅市町村の区域の全部又は一部となつた市町村であつて、当該廃置分合により消滅した市町村（この項の規定により当該消滅した市町村に含むものとされた市町村を含

む。）を含むものとする。

4　第1項及び第2項の住民基本台帳に記録されている期間は、市町村の廃置分合又は境界変更のため中断されることがない。

5　市町村の選挙管理委員会は、政令で定めるところにより、当該市町村の選挙人名簿に登録される資格を有する者を調査し、その者を選挙人名簿に登録するための整理をしておかなければならない。

（年齢満18年未満の者の選挙運動の禁止）

第137条の2　年齢満18年未満の者は、選挙運動をすることができない。

2　何人も、年齢満18年未満の者を使用して選挙運動をすることができない。ただし、選挙運動のための労務に使用する場合は、この限りでない。

- -

ミニコラム ▶ 看護学生は有権者。法・制度の改正に参画しよう！

公職選挙法改正（2015年6月17日改正、2016年6月19日施行）により選挙権年齢が満18歳に引き下げられ、看護学生は全員有権者となりました[注]。本書のp. 22のミニコラムでも法・制度改正に向けた取り組みについて触れましたが、その大きな柱の一つが、まさに選挙です。

▶一人の国民として権利を行使することが大切なことは言うまでもありませんが、看護を学び、看護職を志す者として、看護や医療に関連する法律や制度に関心を持ち、その制定や改正に参画することの意義や重要性について、考えてみましょう。

▶看護学生には地元を離れて学んでいる人も多いと考えられますが、住民票はどちらの自治体にありますか？　住民票による居住実態がつかめない場合、選挙人名簿作成や不在者投票等についてどこまで対応するかは、各自治体の選挙管理委員会の判断に委ねられている面があるようです。"不本意な棄権"が生じないよう、地元や現住所の自治体がどのような対応をしているか調べてみましょう。

▶2021年衆議院議員選挙は、10月14日解散から10月19日公示、10月31日投開票と、わずか17日間の日程でした。また、衆議院は任期4年を待たずに解散し、総選挙となることも多いため、日頃から自分の小選挙区の議員や政党の政策・主張に関心を持ち、投票の際に、「これは」と思える候補者・政党に投票できるよう備えておきたいものです。

▶参議院議員選挙は、3年ごとに定数の半数が改選されます。2016年の第24回参議院議員通常選挙で、「徳島県・香川県」と「鳥取県・島根県」はそれぞれ合区とされました。また2018年7月25日に改正された公職選挙法により議席数が「6増」となったため、2019年の第25回参議院議員通常選挙は、その半数の3議席を改選数121議席に加えた124議席で争われました。選挙に際しては、まずは制度の動向を知り、選挙区・比例区の候補者をよく見極め、必ず投票に行きましょう。なお、2022年は第26回参議院議員通常選挙が行われました。

注）看護学生は、原則的に高等学校在学中に満18歳に達している。また、高卒で准看護師学校に入学した者、5年一貫校の3年次以上の生徒には満18歳の者が含まれる。

- -

地域における医療及び介護の総合的な確保の促進に関する法律（抄）

平成元年 6 月 30 日 法律第 64 号
最終改正：令和 5 年 5 月 19 日 法律第 31 号

第 1 章 ⊙ 総　則

（目的）

第 1 条　この法律は、国民の健康の保持及び福祉の増進に係る多様なサービスへの需要が増大していることに鑑み、地域における創意工夫を生かしつつ、地域において効率的かつ質の高い医療提供体制を構築するとともに地域包括ケアシステムを構築することを通じ、地域における医療及び介護の総合的な確保を促進する措置を講じ、もって高齢者をはじめとする国民の健康の保持及び福祉の増進を図り、あわせて国民が生きがいを持ち健康で安らかな生活を営むことができる地域社会の形成に資することを目的とする。

（定義）

第 2 条　この法律において「地域包括ケアシステム」とは、地域の実情に応じて、高齢者が、可能な限り、住み慣れた地域でその有する能力に応じ自立した日常生活を営むことができるよう、医療、介護、介護予防（要介護状態若しくは要支援状態となることの予防又は要介護状態若しくは要支援状態の軽減若しくは悪化の防止をいう。）、住まい及び自立した日常生活の支援が包括的に確保される体制をいう。

2　この法律において「介護給付等対象サービス等」とは、介護保険法（平成 9 年法律第 123 号）第 24 条第 2 項に規定する介護給付等対象サービス及び老人福祉法（昭和 38 年法律第 133 号）に基づく福祉サービスをいう。

3　この法律において「公的介護施設等」とは、地域において介護給付等対象サービス等を提供する施設その他これに類する施設又は設備のうち厚生労働省令で定めるもの（次項に規定する特定民間施設を除く。）をいう。

4　この法律において「特定民間施設」とは、介護給付等対象サービス等との連携の下に地域において保健サービス及び福祉サービスを総合的に提供する一群の施設であって、民間事業者が整備する次に掲げる施設から構成されるものをいう。

一　住民の老後における疾病予防のため有酸素運動（継続的に酸素を摂取して全身持久力に関する生理機能の維持又は回復のために行う身体の運動をいう。）を行わせるとともに、老人に対して機能訓練を行う施設であって、診療所が附置され

ていることその他の政令で定める要件に適合するもの

二　老人に対して、各種の相談に応ずるとともに、教養の向上及びレクリエーションのための便宜を総合的に供与する施設（老人福祉法第 20 条の 7 に規定する老人福祉センターを除く。）

三　イに掲げる施設であってロに掲げる施設が併せて設置されるもの

　　イ　身体上若しくは精神上の障害があって日常生活を営むのに支障がある老人又はその者を現に養護する者を通わせ、入浴若しくは給食又は介護方法の指導の実施その他の厚生労働省令で定める便宜を供与する施設

　　ロ　身体上又は精神上の障害があって日常生活を営むのに支障がある老人につきその者の居宅において入浴、排せつ、食事等の介護を行う事業その他のその者が居宅において日常生活を営むのに必要な便宜を供与する事業であって政令で定めるもののために必要な施設

四　老人福祉法第 29 条第 1 項に規定する有料老人ホーム

第 2 章 ⦿ 地域における医療及び介護の総合的な確保

（総合確保方針）

第 3 条　厚生労働大臣は、地域において効率的かつ質の高い医療提供体制を構築するとともに地域包括ケアシステムを構築することを通じ、地域における医療及び介護を総合的に確保するための基本的な方針（以下「総合確保方針」という。）を定めなければならない。

2　総合確保方針においては、次に掲げる事項を定めるものとする。

一　地域における医療及び介護の総合的な確保の意義及び基本的な方向に関する事項

二　地域における医療及び介護の総合的な確保に関し、医療法（昭和 23 年法律第205 号）第 30 条の 3 第 1 項に規定する基本方針及び介護保険法第 116 条第 1 項に規定する基本指針の基本となるべき事項

三　次条第 1 項に規定する都道府県計画及び第 5 条第 1 項に規定する市町村計画の作成並びにこれらの整合性の確保に関する基本的な事項

四　前二号に掲げるもののほか、地域における医療及び介護の総合的な確保に関し、次条第 1 項に規定する都道府県計画、医療法第 30 条の四第 1 項に規定する医療計画（以下「医療計画」という。）及び介護保険法第 118 条第 1 項に規定する都道府県介護保険事業支援計画（以下「都道府県介護保険事業支援計画」という。）の整合性の確保に関する事項

五　公正性及び透明性の確保その他第 6 条の基金を充てて実施する同条に規定する都道府県事業に関する基本的な事項

六　その他地域における医療及び介護の総合的な確保に関し必要な事項

3　厚生労働大臣は、総合確保方針の案を作成し、又はこれを変更しようとするときは、あらかじめ、医療又は介護を受ける立場にある者、都道府県知事、市町村長

（特別区の区長を含む。次条第4項及び第10条において同じ。）、介護保険法第7条第7項に規定する医療保険者（以下「医療保険者」という。）、医療機関、同法第115条の32第1項に規定する介護サービス事業者（次条第4項及び第5条第4項において「介護サービス事業者」という。）、診療又は調剤に関する学識経験者の団体その他の関係団体、学識経験を有する者その他の関係者の意見を反映させるために必要な措置を講ずるものとする。

4　厚生労働大臣は、総合確保方針を定め、又はこれを変更したときは、遅滞なく、これを公表しなければならない。

（都道府県計画）

第4条　都道府県は、総合確保方針に即して、かつ、地域の実情に応じて、当該都道府県の地域における医療及び介護の総合的な確保のための事業の実施に関する計画（以下「都道府県計画」という。）を作成することができる。

2　都道府県計画においては、おおむね次に掲げる事項について定めるものとする。

一　医療介護総合確保区域（地理的条件、人口、交通事情その他の社会的条件、医療機関の施設及び設備並びに公的介護施設等及び特定民間施設の整備の状況その他の条件からみて医療及び介護の総合的な確保の促進を図るべき区域をいう。以下同じ。）ごとの当該区域における医療及び介護の総合的な確保に関する目標及び計画期間

二　前号の目標を達成するために必要な次に掲げる事業に関する事項

イ　医療法第30条の4第2項第七号に規定する地域医療構想（以下単に「地域医療構想」という。）の達成に向けた医療機関の施設又は設備の整備に関する事業

ロ　地域医療構想の達成に向けた医療機関（地域における病床の機能（医療法第30条の3第2項第六号に規定する病床の機能をいう。以下同じ。）の分化及び連携を推進するために当該地域における病床数の変更を伴う取組を行うものに限る。）の運営の支援に関する事業

ハ　地域における医療及び介護の総合的な確保のための医療介護総合確保区域における居宅等（居宅その他厚生労働省令で定める場所をいう。次条第2項第二号イにおいて同じ。）における医療の提供に関する事業（同条第5項の規定により提出された市町村計画に掲載された同号イに掲げる事業を含む。）

ニ　公的介護施設等の整備に関する事業（次条第5項の規定により提出された市町村計画に掲載された同条第2項第二号ロ及びハに掲げる事業を含む。）

ホ　医療従事者の確保に関する事業

ヘ　介護従事者の確保に関する事業

ト　その他地域における医療及び介護の総合的な確保のために実施する必要があるものとして厚生労働省令で定める事業（次条第5項の規定により提出された市町村計画に掲載された同条第2項第二号ニに掲げる事業を含む。）

三　その他地域における医療及び介護の総合的な確保のために必要な事項

3　都道府県は、都道府県計画を作成するに当たっては、医療計画及び都道府県介護

保険事業支援計画との整合性の確保を図らなければならない。

4　都道府県は、都道府県計画を作成し、又はこれを変更しようとするときは、あらかじめ、市町村長、医療又は介護を受ける立場にある者、医療保険者、医療機関、介護サービス事業者、診療又は調剤に関する学識経験者の団体その他の関係団体、学識経験を有する者その他の関係者の意見を反映させるために必要な措置を講ずるよう努めるものとする。

5　都道府県は、都道府県計画を作成し、又はこれを変更したときは、遅滞なく、これを厚生労働大臣に提出しなければならない。

（市町村計画）

第5条　市町村（特別区を含む。以下同じ。）は、総合確保方針に即して、かつ、地域の実情に応じて、当該市町村の地域における医療及び介護の総合的な確保のための事業の実施に関する計画（以下「市町村計画」という。）を作成することができる。

2　市町村計画においては、おおむね次に掲げる事項について定めるものとする。

　一　医療介護総合確保区域ごとの当該区域又は当該市町村の区域における医療及び介護の総合的な確保に関する目標及び計画期間

　二　前号の目標を達成するために必要な次に掲げる事業に関する事項

　　イ　地域における医療及び介護の総合的な確保のための医療介護総合確保区域又は当該市町村の区域における居宅等における医療の提供に関する事業

　　ロ　老人福祉法第5条の2第1項に規定する老人居宅生活支援事業が実施される施設であって医療介護総合確保区域又は当該市町村の区域において整備する必要があるものとして厚生労働省令で定めるものを整備する事業

　　ハ　次に掲げる老人福祉法第5条の3に規定する老人福祉施設であって医療介護総合確保区域又は当該市町村の区域において整備する必要があるものとして厚生労働省令で定めるものを整備する事業

　　　(1)　老人福祉法第20条の5に規定する特別養護老人ホーム

　　　(2)　老人福祉法第20条の6に規定する軽費老人ホーム（以下「軽費老人ホーム」という。）

　　ニ　その他地域における医療及び介護の総合的な確保のために実施する必要があるものとして厚生労働省令で定める事業

　三　その他地域における医療及び介護の総合的な確保のために必要な事項

3　市町村は、市町村計画を作成するに当たっては、介護保険法第117条第1項に規定する市町村介護保険事業計画との整合性の確保を図らなければならない。

4　市町村は、市町村計画を作成し、又はこれを変更しようとするときは、あらかじめ、都道府県知事、医療又は介護を受ける立場にある者、医療保険者、医療機関、介護サービス事業者、診療又は調剤に関する学識経験者の団体その他の関係団体、学識経験を有する者その他の関係者の意見を反映させるために必要な措置を講ずるよう努めるものとする。

5　市町村は、市町村計画を作成し、又はこれを変更したときは、遅滞なく、これを当該市町村の属する都道府県に提出しなければならない。

健康増進法 (抄)

平成 14 年 8 月 2 日 法律第 103 号
最終改正：令和 4 年 6 月 22 日 法律第 77 号

第 1 章 ⊙ 総　則

（目的）

第 1 条　この法律は、我が国における急速な高齢化の進展及び疾病構造の変化に伴い、国民の健康の増進の重要性が著しく増大していることにかんがみ、国民の健康の増進の総合的な推進に関し基本的な事項を定めるとともに、国民の栄養の改善その他の国民の健康の増進を図るための措置を講じ、もって国民保健の向上を図ることを目的とする。

（国民の責務）

第 2 条　国民は、健康な生活習慣の重要性に対する関心と理解を深め、生涯にわたって、自らの健康状態を自覚するとともに、健康の増進に努めなければならない。

（国及び地方公共団体の責務）

第 3 条　国及び地方公共団体は、教育活動及び広報活動を通じた健康の増進に関する正しい知識の普及、健康の増進に関する情報の収集、整理、分析及び提供並びに研究の推進並びに健康の増進に係る人材の養成及び資質の向上を図るとともに、健康増進事業実施者その他の関係者に対し、必要な技術的援助を与えることに努めなければならない。

（健康増進事業実施者の責務）

第 4 条　健康増進事業実施者は、健康教育、健康相談その他国民の健康の増進のために必要な事業（以下「健康増進事業」という。）を積極的に推進するよう努めなければならない。

（定義）

第 6 条　この法律において「健康増進事業実施者」とは、次に掲げる者をいう。

　一　健康保険法（大正 11 年法律第 70 号）の規定により健康増進事業を行う全国健康保険協会、健康保険組合又は健康保険組合連合会

　二　船員保険法（昭和 14 年法律第 73 号）の規定により健康増進事業を行う全国健康保険協会

　三　国民健康保険法（昭和 33 年法律第 192 号）の規定により健康増進事業を行う

市町村、国民健康保険組合又は国民健康保険団体連合会

四　国家公務員共済組合法（昭和33年法律第128号）の規定により健康増進事業を行う国家公務員共済組合又は国家公務員共済組合連合会

五　地方公務員等共済組合法（昭和37年法律第152号）の規定により健康増進事業を行う地方公務員共済組合又は全国市町村職員共済組合連合会

六　私立学校教職員共済法（昭和28年法律第245号）の規定により健康増進事業を行う日本私立学校振興・共済事業団

七　学校保健安全法(昭和33年法律第56号)の規定により健康増進事業を行う者

八　母子保健法(昭和40年法律第141号)の規定により健康増進事業を行う市町村

九　労働安全衛生法（昭和47年法律第57号）の規定により健康増進事業を行う事業者

十　高齢者の医療の確保に関する法律（昭和57年法律第80号）の規定により健康増進事業を行う全国健康保険協会、健康保険組合、市町村、国民健康保険組合、共済組合、日本私立学校振興・共済事業団又は後期高齢者医療広域連合

十一　介護保険法(平成9年法律第123号)の規定により健康増進事業を行う市町村

第2章⊙基本方針等

（基本方針）

第7条　厚生労働大臣は、国民の健康の増進の総合的な推進を図るための基本的な方針（以下「基本方針」という。）を定めるものとする。

2　基本方針は、次に掲げる事項について定めるものとする。

一　国民の健康の増進の推進に関する基本的な方向

二　国民の健康の増進の目標に関する事項

三　次条第1項の都道府県健康増進計画及び同条第2項の市町村健康増進計画の策定に関する基本的な事項

四・五　略

六　食生活、運動、休養、飲酒、喫煙、歯の健康の保持その他の生活習慣に関する正しい知識の普及に関する事項

第4章⊙保健指導等

（市町村による生活習慣相談等の実施）

第17条　市町村は、住民の健康の増進を図るため、医師、歯科医師、薬剤師、保健師、助産師、看護師、准看護師、管理栄養士、栄養士、歯科衛生士その他の職員に、栄養の改善その他の生活習慣の改善に関する事項につき住民からの相談に応じさせ、及び必要な栄養指導その他の保健指導を行わせ、並びにこれらに付随する業務を行わせるものとする。

地域保健法（抄）

昭和 22 年 9 月 5 日　法律第 101 号
最終改正：令和 5 年 6 月 7 日　法律第 47 号

第1章⦿総　則

【 目的 】

第1条　この法律は、地域保健対策の推進に関する基本指針、保健所の設置その他地域保健対策の推進に関し基本となる事項を定めることにより、母子保健法（昭和40年法律第141号）その他の地域保健対策に関する法律による対策が地域において総合的に推進されることを確保し、もつて地域住民の健康の保持及び増進に寄与することを目的とする。

【 施策の基本理念 】

第2条　地域住民の健康の保持及び増進を目的として国及び地方公共団体が講ずる施策は、我が国における急速な高齢化の進展、保健医療を取り巻く環境の変化等に即応し、地域における公衆衛生の向上及び増進を図るとともに、地域住民の多様化し、かつ、高度化する保健、衛生、生活環境等に関する需要に適確に対応することができるように、地域の特性及び社会福祉等の関連施策との有機的な連携に配慮しつつ、総合的に推進されることを基本理念とする。

【 国及び地方公共団体の責務 】

第3条　市町村（特別区を含む。以下同じ。）は、当該市町村が行う地域保健対策が円滑に実施できるように、必要な施設の整備、人材の確保及び資質の向上等に努めなければならない。

②　都道府県は、当該都道府県が行う地域保健対策が円滑に実施できるように、必要な施設の整備、人材の確保及び資質の向上、調査及び研究等に努めるとともに、市町村に対し、前項の責務が十分に果たされるように、その求めに応じ、必要な技術的援助を与えることに努めなければならない。

③　国は、地域保健に関する情報の収集、整理及び活用並びに調査及び研究並びに地域保健対策に係る人材の養成及び資質の向上に努めるとともに、市町村及び都道府県に対し、前2項の責務が十分に果たされるように必要な技術的及び財政的援助を与えることに努めなければならない。

第2章 ⊙ 地域保健対策の推進に関する基本指針

【 基本指針 】

第4条　厚生労働大臣は、地域保健対策の円滑な実施及び総合的な推進を図るため、地域保健対策の推進に関する基本的な指針（以下「基本指針」という。）を定めなければならない。

②　基本指針は、次に掲げる事項について定めるものとする。

一　地域保健対策の推進の基本的な方向

二　保健所及び市町村保健センターの整備及び運営に関する基本的事項

三　地域保健対策に係る人材の確保及び資質の向上並びに第24条第1項の人材確保支援計画の策定に関する基本的事項

四　地域保健に関する調査及び研究並びに試験及び検査に関する基本的事項

五　社会福祉等の関連施策との連携に関する基本的事項

六　その他地域保健対策の推進に関する重要事項

第3章 ⊙ 保健所

＊平成26年法律第83号により一部改正、平成26年10月1日施行

【 保健所の設置 】＊

第5条　保健所は、都道府県、地方自治法（昭和22年法律第67号）第252条の19第1項の指定都市、同法第252条の22第1項の中核市その他の政令で定める市又は特別区が、これを設置する。

【 保健所の事業 】

第6条　保健所は、次に掲げる事項につき、企画、調整、指導及びこれらに必要な事業を行う。

一　地域保健に関する思想の普及及び向上に関する事項

二　人口動態統計その他地域保健に係る統計に関する事項

三　栄養の改善及び食品衛生に関する事項

四　住宅、水道、下水道、廃棄物の処理、清掃その他の環境の衛生に関する事項

五　医事及び薬事に関する事項

六　保健師に関する事項

七　公共医療事業の向上及び増進に関する事項

八　母性及び乳幼児並びに老人の保健に関する事項

九　歯科保健に関する事項

十　精神保健に関する事項

十一　治療方法が確立していない疾病その他の特殊の疾病により長期に療養を必要とする者の保健に関する事項

十二　感染症その他の疾病の予防に関する事項

十三　衛生上の試験及び検査に関する事項

十四　その他地域住民の健康の保持及び増進に関する事項

母子保健法（抄）

昭和 40 年 8 月 18 日 法律第 141 号
最終改正：令和 4 年 6 月 22 日 法律第 76 号

第 1 章 ⊙ 総　則

（目的）

第 1 条　この法律は、母性並びに乳児及び幼児の健康の保持及び増進を図るため、母子保健に関する原理を明らかにするとともに、母性並びに乳児及び幼児に対する保健指導、健康診査、医療その他の措置を講じ、もつて国民保健の向上に寄与することを目的とする。

（母性の尊重）

第 2 条　母性は、すべての児童がすこやかに生まれ、かつ、育てられる基盤であることにかんがみ、尊重され、かつ、保護されなければならない。

（乳幼児の健康の保持増進）

第 3 条　乳児及び幼児は、心身ともに健全な人として成長してゆくために、その健康が保持され、かつ、増進されなければならない。

（母性及び保護者の努力）

第 4 条　母性は、みずからすすんで、妊娠、出産又は育児についての正しい理解を深め、その健康の保持及び増進に努めなければならない。

2　乳児又は幼児の保護者は、みずからすすんで、育児についての正しい理解を深め、乳児又は幼児の健康の保持及び増進に努めなければならない。

＊平成 28 年法律第 63 号により一部改正、平成 28 年 6 月 3 日施行

（国及び地方公共団体の責務）＊

第 5 条　国及び地方公共団体は、母性並びに乳児及び幼児の健康の保持及び増進に努めなければならない。

2　国及び地方公共団体は、母性並びに乳児及び幼児の健康の保持及び増進に関する施策を講ずるに当たつては、当該施策が乳児及び幼児に対する虐待の予防及び早期発見に資するものであることに留意するとともに、その施策を通じて、前 3 条に規定する母子保健の理念が具現されるように配慮しなければならない。

（用語の定義）

第 6 条　この法律において「妊産婦」とは、妊娠中又は出産後 1 年以内の女子をいう。

2　この法律において「乳児」とは、1 歳に満たない者をいう。

3　この法律において「幼児」とは、満1歳から小学校就学の始期に達するまでの者をいう。

4　この法律において「保護者」とは、親権を行う者、未成年後見人その他の者で、乳児又は幼児を現に監護する者をいう。

5　この法律において「新生児」とは、出生後28日を経過しない乳児をいう。

6　この法律において「未熟児」とは、身体の発育が未熟のまま出生した乳児であつて、正常児が出生時に有する諸機能を得るに至るまでのものをいう。

第2章⊙母子保健の向上に関する措置

（保健指導）

第10条　市町村は、妊産婦若しくはその配偶者又は乳児若しくは幼児の保護者に対して、妊娠、出産又は育児に関し、必要な保健指導を行い、又は医師、歯科医師、助産師若しくは保健師について保健指導を受けることを勧奨しなければならない。

（新生児の訪問指導）

第11条　市町村長は、前条の場合において、当該乳児が新生児であつて、育児上必要があると認めるときは、医師、保健師、助産師又はその他の職員をして当該新生児の保護者を訪問させ、必要な指導を行わせるものとする。ただし、当該新生児につき、第19条の規定^{編集部注）}による指導が行われるときは、この限りでない。

2　前項の規定による新生児に対する訪問指導は、当該新生児が新生児でなくなつた後においても、継続することができる。

（健康診査）

第12条　市町村は、次に掲げる者に対し、内閣府令の定めるところにより、健康診査を行わなければならない。

一　満1歳6か月を超え満2歳に達しない幼児

二　満3歳を超え満4歳に達しない幼児

第13条　前条の健康診査のほか、市町村は、必要に応じ、妊産婦又は乳児若しくは幼児に対して、健康診査を行い、又は健康診査を受けることを勧奨しなければならない。

2＊　内閣総理大臣は、前項の規定による妊婦に対する健康診査についての望ましい基準を定めるものとする。

（妊娠の届出）＊

第15条　妊娠した者は、厚生労働省令で定める事項につき、速やかに、市町村長に妊娠の届出をするようにしなければならない。

（母子健康手帳）

第16条　市町村は、妊娠の届出をした者に対して、母子健康手帳を交付しなければならない。

＊第13条第2項、第15条に関する平成24年8月22日公布の法律第67号の改正規定は、子ども・子育て支援法の施行の日（平成27年4月1日）から施行する

編集部注）第19条は「（未熟児の訪問指導）」に係る規定

医療法（抄）

昭和 23 年 7 月 30 日　法律第 205 号
最終改正：令和 5 年 6 月 7 日　法律第 47 号

第1章⊙総　則

【 目的 】

第1条　この法律は、医療を受ける者による医療に関する適切な選択を支援するために必要な事項、医療の安全を確保するために必要な事項、病院、診療所及び助産所の開設及び管理に関し必要な事項並びにこれらの施設の整備並びに医療提供施設相互間の機能の分担及び業務の連携を推進するために必要な事項を定めること等により、医療を受ける者の利益の保護及び良質かつ適切な医療を効率的に提供する体制の確保を図り、もつて国民の健康の保持に寄与することを目的とする。

【 医療提供の理念 】*

*平成 26 年法律第 83 号により一部改正、平成 26 年 10 月 1 日施行

第1条の2　医療は、生命の尊重と個人の尊厳の保持を旨とし、医師、歯科医師、薬剤師、看護師その他の医療の担い手と医療を受ける者との信頼関係に基づき、及び医療を受ける者の心身の状況に応じて行われるとともに、その内容は、単に治療のみならず、疾病の予防のための措置及びリハビリテーションを含む良質かつ適切なものでなければならない。

*平成 29 年法律第 52 号により一部改正・追加、平成 30 年 4 月 1 日施行

2*　医療は、国民自らの健康の保持増進のための努力を基礎として、医療を受ける者の意向を十分に尊重し、病院、診療所、介護老人保健施設、介護医療院、調剤を実施する薬局その他の医療を提供する施設（以下「医療提供施設」という。）、医療を受ける者の居宅等（居宅その他厚生労働省令で定める場所をいう。以下同じ。）において、医療提供施設の機能に応じ効率的に、かつ、福祉サービスその他の関連するサービスとの有機的な連携を図りつつ提供されなければならない。

【 国及び地方公共団体の責務 】

第1条の3　国及び地方公共団体は、前条に規定する理念に基づき、国民に対し良質かつ適切な医療を効率的に提供する体制が確保されるよう努めなければならない。

【 医療関係者の責務 】

第1条の4　医師、歯科医師、薬剤師、看護師その他の医療の担い手は、第1条の2に規定する理念に基づき、医療を受ける者に対し、良質かつ適切な医療を行うよう努めなければならない。

2　医師、歯科医師、薬剤師、看護師その他の医療の担い手は、医療を提供するに当たり、適切な説明を行い、医療を受ける者の理解を得るよう努めなければならない。

3　医療提供施設において診療に従事する医師及び歯科医師は、医療提供施設相互間の機能の分担及び業務の連携に資するため、必要に応じ、医療を受ける者を他の医療提供施設に紹介し、その診療に必要な限度において医療を受ける者の診療又は調剤に関する情報を他の医療提供施設において診療又は調剤に従事する医師若しくは歯科医師又は薬剤師に提供し、及びその他必要な措置を講ずるよう努めなければならない。

4　病院又は診療所の管理者は、当該病院又は診療所を退院する患者が引き続き療養を必要とする場合には、保健医療サービス又は福祉サービスを提供する者との連携を図り、当該患者が適切な環境の下で療養を継続することができるよう配慮しなければならない。

5　医療提供施設の開設者及び管理者は、医療技術の普及及び医療の効率的な提供に資するため、当該医療提供施設の建物又は設備を、当該医療提供施設に勤務しない医師、歯科医師、薬剤師、看護師その他の医療の担い手の診療、研究又は研修のために利用させるよう配慮しなければならない。

【 病院、診療所の定義 】
第1条の5　この法律において、「病院」とは、医師又は歯科医師が、公衆又は特定多数人のため医業又は歯科医業を行う場所であつて、20人以上の患者を入院させるための施設を有するものをいう。病院は、傷病者が、科学的でかつ適正な診療を受けることができる便宜を与えることを主たる目的として組織され、かつ、運営されるものでなければならない。

2　この法律において、「診療所」とは、医師又は歯科医師が、公衆又は特定多数人のため医業又は歯科医業を行う場所であつて、患者を入院させるための施設を有しないもの又は19人以下の患者を入院させるための施設を有するものをいう。

【 介護老人保健施設の定義 】
第1条の6　この法律において、「介護老人保健施設」とは、介護保険法（平成9年法律第123号）の規定による介護老人保健施設をいう。

2＊　この法律において、「介護医療院」とは、介護保険法の規定による介護医療院をいう。

＊平成29年法律第52号により一部改正・追加、平成30年4月1日施行

第5章⦿医療提供体制の確保

【 医療計画 】
第30条の4　都道府県は、基本方針に即して、かつ、地域の実情に応じて、当該都道府県における医療提供体制の確保を図るための計画（以下「医療計画」という。）を定めるものとする。

2　医療計画においては、次に掲げる事項を定めるものとする。
　一　都道府県において達成すべき第四号及び第五号の事業並びに居宅等における医

療の確保の目標に関する事項

二　第四号及び第五号の事業並びに居宅等における医療の確保に係る医療連携体制（医療提供施設相互間の機能の分担及び業務の連携を確保するための体制をいう。以下同じ。）に関する事項

三　医療連携体制における医療提供施設の機能に関する情報の提供の推進に関する事項

四　生活習慣病その他の国民の健康の保持を図るために特に広範かつ継続的な医療の提供が必要と認められる疾病として厚生労働省令で定めるものの治療又は予防に係る事業に関する事項

五＊　次に掲げる医療の確保に必要な事業（以下「救急医療等確保事業」という。）に関する事項（ハに掲げる医療については、その確保が必要な場合に限る。）

＊令和3年法律第49号により一部改正、令和6年4月1日施行

　　イ　救急医療

　　ロ　災害時における医療

　　ハ　へき地の医療

　　ニ　周産期医療

　　ホ　小児医療（小児救急医療を含む。）

　　ヘ　イからホまでに掲げるもののほか、都道府県知事が当該都道府県における疾病の発生の状況等に照らして特に必要と認める医療

六　居宅等における医療の確保に関する事項

七　地域における病床の機能の分化及び連携を推進するための基準として厚生労働省令で定める基準に従い定める区域（以下「構想区域」という。）における次に掲げる事項を含む将来の医療提供体制に関する構想（以下「地域医療構想」という。）に関する事項

　　イ　構想区域における厚生労働省令で定めるところにより算定された第30条の13第1項に規定する病床の機能区分ごとの将来の病床数の必要量（以下単に「将来の病床数の必要量」という。）

　　ロ　イに掲げるもののほか、構想区域における病床の機能の分化及び連携の推進のために必要なものとして厚生労働省令で定める事項

八　地域医療構想の達成に向けた病床の機能の分化及び連携の推進に関する事項

九　病床の機能に関する情報の提供の推進に関する事項

十　外来医療に係る医療提供体制の確保に関する事項

十一　医師の確保に関する次に掲げる事項

　　イ　第14号及び第15号に規定する区域における医師の確保の方針

　　ロ～ニ　略

十二　医療従事者（医師を除く。）の確保に関する事項

十三　医療の安全の確保に関する事項

十四～十六　略

十七　療養病床及び一般病床に係る基準病床数、精神病床に係る基準病床数、感染症病床に係る基準病床数並びに結核病床に係る基準病床数に関する事項

3　医療計画においては、前項各号に掲げる事項のほか、次に掲げる事項について定めるよう努めるものとする。
　一　地域医療支援病院の整備の目標その他医療提供施設の機能を考慮した医療提供施設の整備の目標に関する事項
　二　前号に掲げるもののほか、医療提供体制の確保に関し必要な事項
第30条の7　医療提供施設の開設者及び管理者は、医療計画の達成の推進に資するため、医療連携体制の構築のために必要な協力をするよう努めるものとする。
2　医療提供施設のうち次の各号に掲げるものの開設者及び管理者は、前項の必要な協力をするに際しては、良質かつ適切な医療を効率的に提供するため、他の医療提供施設との業務の連携を図りつつ、それぞれ当該各号に定める役割を果たすよう努めるものとする。
　一　病院　病床の機能に応じ、地域における病床の機能の分化及び連携の推進に協力し、地域において必要な医療を確保すること。
　二　病床を有する診療所　その提供する医療の内容に応じ、患者が住み慣れた地域で日常生活を営むことができるよう、次に掲げる医療の提供その他の地域において必要な医療を確保すること。
　　イ　病院を退院する患者が居宅等における療養生活に円滑に移行するために必要な医療を提供すること。
　　ロ　居宅等において必要な医療を提供すること。
　　ハ　患者の病状が急変した場合その他入院が必要な場合に入院させ、必要な医療を提供すること。
3　病院又は診療所の管理者は、医療計画の達成の推進に資するため、居宅等において医療を提供し、又は福祉サービスとの連携を図りつつ、居宅等における医療の提供に関し必要な支援を行うよう努めるものとする。
4　病院の開設者及び管理者は、医療計画の達成の推進に資するため、当該病院の医療業務に差し支えない限り、その建物の全部又は一部、設備、器械及び器具を当該病院に勤務しない医師、歯科医師又は薬剤師の診療、研究又は研修のために利用させるように努めるものとする。

＊令和3年法律第49号により追加、令和4年4月1日施行

第30条の18の2＊　病床機能報告対象病院等であつて外来医療を提供するもの（以下この条において「外来機能報告対象病院等」という。）の管理者は、地域における外来医療に係る病院及び診療所の機能の分化及び連携の推進のため、厚生労働省令で定めるところにより、次に掲げる事項を当該外来機能報告対象病院等の所在地の都道府県知事に報告しなければならない。
　一　当該外来機能報告対象病院等において提供する外来医療のうち、その提供に当たつて医療従事者又は医薬品、医療機器その他の医療に関する物資を重点的に活用するものとして厚生労働省令で定める外来医療に該当するものの内容

医師法 (抄)

昭和 23 年 7 月 30 日 法律第 201 号
最終改正：令和 5 年 6 月 16 日 法律第 63 号

第 5 章 ⊙ 業　務

【 医師でない者の医業禁止 】
第 17 条　医師でなければ、医業をなしてはならない。

第 8 章 ⊙ 罰　則

【 罰則 】
第 31 条　次の各号のいずれかに該当する者は、3 年以下の懲役若しくは 100 万円以下の罰金に処し、又はこれを併科する。
一　第 17 条の規定に違反した者
二　虚偽又は不正の事実に基づいて医師免許を受けた者
2　前項第一号の罪を犯した者が、医師又はこれに類似した名称を用いたものであるときは、3 年以下の懲役若しくは 200 万円以下の罰金に処し、又はこれを併科する。

【関連資料】　医の倫理綱領　　　　　　　　　　　　　　　　　（日本医師会 2000 年）
　医学および医療は、病める人の治療はもとより、人びとの健康の維持もしくは増進を図るもので、医師は責任の重大性を認識し、人類愛を基にすべての人に奉仕するものである。
1．医師は生涯学習の精神を保ち、つねに医学の知識と技術の習得に努めるとともに、その進歩・発展に尽くす。
2．医師はこの職業の尊厳と責任を自覚し、教養を深め、人格を高めるように心掛ける。
3．医師は医療を受ける人びとの人格を尊重し、やさしい心で接するとともに、医療内容についてよく説明し、信頼を得るように努める。
4．医師は互いに尊敬し、医療関係者と協力して医療に尽くす。
5．医師は医療の公共性を重んじ、医療を通じて社会の発展に尽くすとともに、法規範の遵守および法秩序の形成に努める。
6．医師は医業にあたって営利を目的としない。
　　　　　　　　　　（平成 12 年 4 月 2 日日本医師会 第 102 回定例代議員会にて採択）
　　　日本医師会：医の倫理綱領, 日本医師会雑誌, 第 124 巻第 2 号, 平成 12 年 7 月 15 日発行, 付録

介護保険法 (抄)

平成 9 年 12 月 17 日　法律第 123 号
最終改正：令和 5 年 5 月 19 日　法律第 31 号

第 1 章 ⦿ 総　則

（目的）

第 1 条　この法律は、加齢に伴って生ずる心身の変化に起因する疾病等により要介護状態となり、入浴、排せつ、食事等の介護、機能訓練並びに看護及び療養上の管理その他の医療を要する者等について、これらの者が尊厳を保持し、その有する能力に応じ自立した日常生活を営むことができるよう、必要な保健医療サービス及び福祉サービスに係る給付を行うため、国民の共同連帯の理念に基づき介護保険制度を設け、その行う保険給付等に関して必要な事項を定め、もって国民の保健医療の向上及び福祉の増進を図ることを目的とする。

（介護保険）

第 2 条　介護保険は、被保険者の要介護状態又は要支援状態（以下「要介護状態等」という。）に関し、必要な保険給付を行うものとする。

2　前項の保険給付は、要介護状態等の軽減又は悪化の防止に資するよう行われるとともに、医療との連携に十分配慮して行われなければならない。

3　第 1 項の保険給付は、被保険者の心身の状況、その置かれている環境等に応じて、被保険者の選択に基づき、適切な保健医療サービス及び福祉サービスが、多様な事業者又は施設から、総合的かつ効率的に提供されるよう配慮して行われなければならない。

4　第 1 項の保険給付の内容及び水準は、被保険者が要介護状態となった場合においても、可能な限り、その居宅において、その有する能力に応じ自立した日常生活を営むことができるように配慮されなければならない。

（保険者）

第 3 条　市町村及び特別区は、この法律の定めるところにより、介護保険を行うものとする。

2　市町村及び特別区は、介護保険に関する収入及び支出について、政令で定めるところにより、特別会計を設けなければならない。

（国民の努力及び義務）

第4条　国民は、自ら要介護状態となることを予防するため、加齢に伴って生ずる心身の変化を自覚して常に健康の保持増進に努めるとともに、要介護状態となった場合においても、進んでリハビリテーションその他の適切な保健医療サービス及び福祉サービスを利用することにより、その有する能力の維持向上に努めるものとする。

2　国民は、共同連帯の理念に基づき、介護保険事業に要する費用を公平に負担するものとする。

＊令和2年法律第52号により一部改正・追加、令和3年4月1日施行（第5条の2において同じ）

（国及び地方公共団体の責務）＊

第5条　国は、介護保険事業の運営が健全かつ円滑に行われるよう保健医療サービス及び福祉サービスを提供する体制の確保に関する施策その他必要な各般の措置を講じなければならない。

2　都道府県は、介護保険事業の運営が健全かつ円滑に行われるように、必要な助言及び適切な援助をしなければならない。

3　国及び地方公共団体は、被保険者が、可能な限り、住み慣れた地域でその有する能力に応じ自立した日常生活を営むことができるよう、保険給付に係る保健医療サービス及び福祉サービスに関する施策、要介護状態等となることの予防又は要介護状態等の軽減若しくは悪化の防止のための施策並びに地域における自立した日常生活の支援のための施策を、医療及び居住に関する施策との有機的な連携を図りつつ包括的に推進するよう努めなければならない。

4　国及び地方公共団体は、前項の規定により同項に掲げる施策を包括的に推進するに当たっては、障害者その他の者の福祉に関する施策との有機的な連携を図るよう努めるとともに、地域住民が相互に人格と個性を尊重し合いながら、参加し、共生する地域社会の実現に資するよう努めなければならない。

（認知症に関する施策の総合的な推進等）＊

第5条の2　国及び地方公共団体は、認知症（アルツハイマー病その他の神経変性疾患、脳血管疾患その他の疾患により日常生活に支障が生じる程度にまで認知機能が低下した状態として政令で定める状態をいう。以下同じ。）に対する国民の関心及び理解を深め、認知症である者への支援が適切に行われるよう、認知症に関する知識の普及及び啓発に努めなければならない。

2　国及び地方公共団体は、被保険者に対して認知症に係る適切な保健医療サービス及び福祉サービスを提供するため、研究機関、医療機関、介護サービス事業者（第115条の32第1項に規定する介護サービス事業者をいう。）等と連携し、認知症の予防、診断及び治療並びに認知症である者の心身の特性に応じたリハビリテーション及び介護方法に関する調査研究の推進に努めるとともに、その成果を普及し、活用し、及び発展させるよう努めなければならない。

3　国及び地方公共団体は、地域における認知症である者への支援体制を整備すること、認知症である者を現に介護する者の支援並びに認知症である者の支援に係る人材の確保及び資質の向上を図るために必要な措置を講ずることその他の認知症に関する施策を総合的に推進するよう努めなければならない。

4　国及び地方公共団体は、前3項の施策の推進に当たっては、認知症である者及び その家族の意向の尊重に配慮するとともに、認知症である者が地域社会において尊 厳を保持しつつ他の人々と共生することができるように努めなければならない。

（医療保険者の協力）

第6条　医療保険者は、介護保険事業が健全かつ円滑に行われるよう協力しなけれ ばならない。

（定義）

第7条　この法律において「要介護状態」とは、身体上又は精神上の障害があるた めに、入浴、排せつ、食事等の日常生活における基本的な動作の全部又は一部につ いて、厚生労働省令で定める期間にわたり継続して、常時介護を要すると見込まれ る状態であって、その介護の必要の程度に応じて厚生労働省令で定める区分（以下 「要介護状態区分」という。）のいずれかに該当するもの（要支援状態に該当するも のを除く。）をいう。

2　この法律において「要支援状態」とは、身体上若しくは精神上の障害があるため に入浴、排せつ、食事等の日常生活における基本的な動作の全部若しくは一部につ いて厚生労働省令で定める期間にわたり継続して常時介護を要する状態の軽減若し くは悪化の防止に特に資する支援を要すると見込まれ、又は身体上若しくは精神上 の障害があるために厚生労働省令で定める期間にわたり継続して日常生活を営むの に支障があると見込まれる状態であって、支援の必要の程度に応じて厚生労働省令 で定める区分（以下「要支援状態区分」という。）のいずれかに該当するものをいう。

3　この法律において「要介護者」とは、次の各号のいずれかに該当する者をいう。

一　要介護状態にある65歳以上の者

二　要介護状態にある40歳以上65歳未満の者であって、その要介護状態の原因 である身体上又は精神上の障害が加齢に伴って生ずる心身の変化に起因する疾病 であって政令で定めるもの（以下「特定疾病」という。）によって生じたもので あるもの

4　この法律において「要支援者」とは、次の各号のいずれかに該当する者をいう。

一　要支援状態にある65歳以上の者

二　要支援状態にある40歳以上65歳未満の者であって、その要支援状態の原因 である身体上又は精神上の障害が特定疾病によって生じたものであるもの

第8条*　この法律において「居宅サービス」とは、訪問介護、訪問入浴介護、訪問 看護、訪問リハビリテーション、居宅療養管理指導、通所介護、通所リハビリテー ション、短期入所生活介護、短期入所療養介護、特定施設入居者生活介護、福祉用 具貸与及び特定福祉用具販売をいい、「居宅サービス事業」とは、居宅サービスを 行う事業をいう。

2〜13　略

14　この法律において「地域密着型サービス」とは、定期巡回・随時対応型訪問介 護看護、夜間対応型訪問介護、地域密着型通所介護、認知症対応型通所介護、小規 模多機能型居宅介護、認知症対応型共同生活介護、地域密着型特定施設入居者生活

*平成28年法律第 47号により一部改 正、公布の日（平成 28年5月20日）よ り起算して3月を経 過した日より施行 （以下に掲載の条文 において同じ）

介護、地域密着型介護老人福祉施設入所者生活介護及び複合型サービスをいい、「特定地域密着型サービス」とは、定期巡回・随時対応型訪問介護看護、夜間対応型訪問介護、地域密着型通所介護、認知症対応型通所介護、小規模多機能型居宅介護及び複合型サービスをいい、「地域密着型サービス事業」とは、地域密着型サービスを行う事業をいう。

15　この法律において「定期巡回・随時対応型訪問介護看護」とは、次の各号のいずれかに該当するものをいう。

一　居宅要介護者について、定期的な巡回訪問により、又は随時通報を受け、その者の居宅において、介護福祉士その他第2項の政令で定める者により行われる入浴、排せつ、食事等の介護その他の日常生活上の世話であって、厚生労働省令で定めるものを行うとともに、看護師その他厚生労働省令で定める者により行われる療養上の世話又は必要な診療の補助を行うこと。ただし、療養上の世話又は必要な診療の補助にあっては、主治の医師がその治療の必要の程度につき厚生労働省令で定める基準に適合していると認めた居宅要介護者についてのものに限る。

二　居宅要介護者について、定期的な巡回訪問により、又は随時通報を受け、訪問看護を行う事業所と連携しつつ、その者の居宅において介護福祉士その他第2項の政令で定める者により行われる入浴、排せつ、食事等の介護その他の日常生活上の世話であって、厚生労働省令で定めるものを行うこと。

16〜22　略

23　この法律において「複合型サービス」とは、居宅要介護者について、訪問介護、訪問入浴介護、訪問看護、訪問リハビリテーション、居宅療養管理指導、通所介護、通所リハビリテーション、短期入所生活介護、短期入所療養介護、定期巡回・随時対応型訪問介護看護、夜間対応型訪問介護、地域密着型通所介護、認知症対応型通所介護又は小規模多機能型居宅介護を二種類以上組み合わせることにより提供されるサービスのうち、訪問看護及び小規模多機能型居宅介護の組合せその他の居宅要介護者について一体的に提供されることが特に効果的かつ効率的なサービスの組合せにより提供されるサービスとして厚生労働省令で定めるものをいう。

24・25　略

＊平成29年法律第52号により一部改正・追加、平成30年4月1日施行（以下の項目および第8条の2において同じ）

26＊　この法律において「施設サービス」とは、介護福祉施設サービス、介護保健施設サービス及び介護医療院サービスをいい、「施設サービス計画」とは、介護老人福祉施設、介護老人保健施設又は介護医療院に入所している要介護者について、これらの施設が提供するサービスの内容、これを担当する者その他厚生労働省令で定める事項を定めた計画をいう。

27・28　略

29　この法律において「介護医療院」とは、要介護者であって、主として長期にわたり療養が必要である者（その治療の必要の程度につき厚生労働省令で定めるものに限る。以下この項において単に「要介護者」という。）に対し、施設サービス計画に基づいて、療養上の管理、看護、医学的管理の下における介護及び機能訓練その他必要な医療並びに日常生活上の世話を行うことを目的とする施設として、第

107条第1項の都道府県知事の許可を受けたものをいい、「介護医療院サービス」とは、介護医療院に入所する要介護者に対し、施設サービス計画に基づいて行われる療養上の管理、看護、医学的管理の下における介護及び機能訓練その他必要な医療並びに日常生活上の世話をいう。

第8条の2　この法律において「介護予防サービス」とは、介護予防訪問入浴介護、介護予防訪問看護、介護予防訪問リハビリテーション、介護予防居宅療養管理指導、介護予防通所リハビリテーション、介護予防短期入所生活介護、介護予防短期入所療養介護、介護予防特定施設入居者生活介護、介護予防福祉用具貸与及び特定介護予防福祉用具販売をいい、「介護予防サービス事業」とは、介護予防サービスを行う事業をいう。

2〜11　略

12　この法律において「地域密着型介護予防サービス」とは、介護予防認知症対応型通所介護、介護予防小規模多機能型居宅介護及び介護予防認知症対応型共同生活介護をいい、「特定地域密着型介護予防サービス」とは、介護予防認知症対応型通所介護及び介護予防小規模多機能型居宅介護をいい、「地域密着型介護予防サービス事業」とは、地域密着型介護予防サービスを行う事業をいう。

13〜16　略

ミニコラム ▶ 介護保険法改正で現場はどう変化する？

　介護保険法（1997年12月17日成立、2000年4月1日施行）は、施行から5年を目途に必要な見直しを行うこととしてスタートしました。そのとおり、最初の改正は2005年に行われ、以降3年ごとに改正されています（2023年現在）。

▶ 近年の改正法案名には、「介護サービスの基盤強化のための」「医療及び介護の総合的な確保を推進するための」「地域包括ケアシステムの強化のための」のように、介護保険法等の改正の目的が示されています。この文言の変化からは、介護保険制度の進展が読み取れますが、法改正は、現場にどのような変化や影響をもたらしてきたのでしょうか。

▶ 2017年改正の柱の一つに、新たな介護保険施設（介護医療院）の創設があります。「療養上の管理、看護、医学的管理の下における介護及び機能訓練その他必要な医療並びに日常生活上の世話」（第8条の29）を提供する施設として、条文にも「看護」が明記されていますが、多職種連携チームの中で「看護」には何が期待されているのでしょうか。

個人情報の保護に関する法律 (抄)

平成 15 年 5 月 30 日　法律第 57 号
最終改正：令和 5 年 6 月 7 日　法律第 47 号

第 1 章 ⊙ 総　則

＊平成 27 年法律第 65 号により一部改正、平成 28 年 1 月 1 日施行

（目的）＊

第 1 条　この法律は、デジタル社会の進展に伴い個人情報の利用が著しく拡大していることに鑑み、個人情報の適正な取扱いに関し、基本理念及び政府による基本方針の作成その他の個人情報の保護に関する施策の基本となる事項を定め、国及び地方公共団体の責務等を明らかにし、個人情報を取り扱う事業者及び行政機関等についてこれらの特性に応じて遵守すべき義務等を定めるとともに、個人情報保護委員会を設置することにより、行政機関等の事務及び事業の適正かつ円滑な運営を図り、並びに個人情報の適正かつ効果的な活用が新たな産業の創出並びに活力ある経済社会及び豊かな国民生活の実現に資するものであることその他の個人情報の有用性に配慮しつつ、個人の権利利益を保護することを目的とする。

＊令和 2 年法律第 44 号により一部改正（以下に掲載の第 16 条の 2、第 27 条、第 28 条において同じ）

（定義）＊

第 2 条　この法律において「個人情報」とは、生存する個人に関する情報であって、次の各号のいずれかに該当するものをいう。

　一　当該情報に含まれる氏名、生年月日その他の記述等（文書、図画若しくは電磁的記録（電磁的方式（電子的方式、磁気的方式その他人の知覚によっては認識することができない方式をいう。次項第二号において同じ。）で作られる記録をいう。以下同じ。）に記載され、若しくは記録され、又は音声、動作その他の方法を用いて表された一切の事項（個人識別符号を除く。）をいう。以下同じ。）により特定の個人を識別することができるもの（他の情報と容易に照合することができ、それにより特定の個人を識別することができることとなるものを含む。）

　二　個人識別符号が含まれるもの

2　この法律において「個人識別符号」とは、次の各号のいずれかに該当する文字、番号、記号その他の符号のうち、政令で定めるものをいう。

　一　特定の個人の身体の一部の特徴を電子計算機の用に供するために変換した文字、番号、記号その他の符号であって、当該特定の個人を識別することができるもの

二　個人に提供される役務の利用若しくは個人に販売される商品の購入に関し割り当てられ、又は個人に発行されるカードその他の書類に記載され、若しくは電磁的方式により記録された文字、番号、記号その他の符号であって、その利用者若しくは購入者又は発行を受ける者ごとに異なるものとなるように割り当てられ、又は記載され、若しくは記録されることにより、特定の利用者若しくは購入者又は発行を受ける者を識別することができるもの

（基本理念）

第3条　個人情報は、個人の人格尊重の理念の下に慎重に取り扱われるべきものであることに鑑み、その適正な取扱いが図られなければならない。

第4章 ⊙ 個人情報取扱事業者等の義務等

（定義）

第16条　この章及び第8章において「個人情報データベース等」とは、個人情報を含む情報の集合物であって、次に掲げるもの（利用方法からみて個人の権利利益を害するおそれが少ないものとして政令で定めるものを除く。）をいう。

一　特定の個人情報を電子計算機を用いて検索することができるように体系的に構成したもの

二　前号に掲げるもののほか、特定の個人情報を容易に検索することができるように体系的に構成したものとして政令で定めるもの

2　この章及び第6章から第8章までにおいて「個人情報取扱事業者」とは、個人情報データベース等を事業の用に供している者をいう。ただし、次に掲げる者を除く。

一　国の機関

二　地方公共団体

三　独立行政法人等

四　地方独立行政法人

（利用目的の特定）

第17条　個人情報取扱事業者は、個人情報を取り扱うに当たっては、その利用の目的（以下「利用目的」という。）をできる限り特定しなければならない。

2　個人情報取扱事業者は、利用目的を変更する場合には、変更前の利用目的と関連性を有すると合理的に認められる範囲を超えて行ってはならない。

（利用目的による制限）

第18条　個人情報取扱事業者は、あらかじめ本人の同意を得ないで、前条の規定により特定された利用目的の達成に必要な範囲を超えて、個人情報を取り扱ってはならない。

2　個人情報取扱事業者は、合併その他の事由により他の個人情報取扱事業者から事業を承継することに伴って個人情報を取得した場合は、あらかじめ本人の同意を得ないで、承継前における当該個人情報の利用目的の達成に必要な範囲を超えて、当該個人情報を取り扱ってはならない。

3　前二項の規定は、次に掲げる場合については、適用しない。
　　一　法令（条例を含む。以下この章において同じ）に基づく場合
　　二　人の生命、身体又は財産の保護のために必要がある場合であって、本人の同意を得ることが困難であるとき。
　　三　公衆衛生の向上又は児童の健全な育成の推進のために特に必要がある場合であって、本人の同意を得ることが困難であるとき。
　　四　国の機関若しくは地方公共団体又はその委託を受けた者が法令の定める事務を遂行することに対して協力する必要がある場合であって、本人の同意を得ることにより当該事務の遂行に支障を及ぼすおそれがあるとき。

（取得に際しての利用目的の通知等）

第21条　個人情報取扱事業者は、個人情報を取得した場合は、あらかじめその利用目的を公表している場合を除き、速やかに、その利用目的を、本人に通知し、又は公表しなければならない。

2　個人情報取扱事業者は、前項の規定にかかわらず、本人との間で契約を締結することに伴って契約書その他の書面（電磁的記録を含む。以下この項において同じ。）に記載された当該本人の個人情報を取得する場合その他本人から直接書面に記載された当該本人の個人情報を取得する場合は、あらかじめ、本人に対し、その利用目的を明示しなければならない。ただし、人の生命、身体又は財産の保護のために緊急に必要がある場合は、この限りでない。

3　個人情報取扱事業者は、利用目的を変更した場合は、変更された利用目的について、本人に通知し、又は公表しなければならない。

（データ内容の正確性の確保等）

第22条　個人情報取扱事業者は、利用目的の達成に必要な範囲内において、個人データを正確かつ最新の内容に保つとともに、利用する必要がなくなったときは、当該個人データを遅滞なく消去するよう努めなければならない。

（開示）

第33条　本人は、個人情報取扱事業者に対し、当該本人が識別される保有個人データの電磁的記録の提供による方法その他の個人情報保護委員会規則で定める方法による開示を請求することができる。

2　個人情報取扱事業者は、前項の規定による請求を受けたときは、本人に対し、同項の規定により当該本人が請求した方法（当該方法による開示に多額の費用を要する場合その他の当該方法による開示が困難である場合にあっては、書面の交付による方法）により、遅滞なく、当該保有個人データを開示しなければならない。ただし、開示することにより次の各号のいずれかに該当する場合は、その全部又は一部を開示しないことができる。
　　一　本人又は第三者の生命、身体、財産その他の権利利益を害するおそれがある場合
　　二　当該個人情報取扱事業者の業務の適正な実施に著しい支障を及ぼすおそれがある場合
　　三　他の法令に違反することとなる場合

ヒポクラテスの誓い

　医神アポロン、アスクレピオス、ヒギエイア、バナケイアおよびすべての男神と女神に誓う、私の能力と判断にしたがってこの誓いと約束を守ることを。この術を私に教えた人をわが親のごとく敬い、わが財を分かって、その必要あるとき助ける。その子孫を私自身の兄弟のごとくみて、彼らが学ぶことを欲すれば報酬なしにこの術を教える。そして書きものや講義その他あらゆる方法で私のもつ医術の知識をわが息子、わが師の息子、また医の規則にもとづき約束と誓いで結ばれている弟子どもに分かち与え、それ以外の誰にも与えない。私は能力と判断の限り患者に利益するとおもう養生法をとり、悪くて有害と知る方法を決してとらない。

　頼まれても死に導くような薬を与えない。それを覚らせることもしない。同様に婦人を流産に導く道具を与えない。

　純粋と神聖をもってわが生涯を貫き、わが術を行なう。結石を切り出すことは神かけてしない。それを業とする者に委せる。

　いかなる患家を訪れるときもそれはただ病者を利益するためであり、あらゆる勝手な戯れや堕落の行ないを避ける。女と男、自由人と奴隷のちがいを考慮しない。医に関すると否とにかかわらず、他人の生活についての秘密を守る。

　この誓いを守りつづける限り、私は、いつも医術の実践を楽しみつつ生きてすべての人から尊敬されるであろう。もしもこの誓いを破るならばその反対の運命をたまわりたい。

（訳：小川鼎三）

小川鼎三：医学の歴史，中公新書 39，中央公論社，p.13-14，1964.

ナイチンゲール誓詞

1894 年

　私は生涯を清く過ごし、専門職として真摯に努めることを皆さんの前で神に誓います。

　私は危険なこと、よくないことをすべて慎み、害ある薬と知りつつこれを人に与えたりしません。

　私は専門職の基準をまもり、これを高めるために全力をつくします。

　実践にあたって私が知りえた個人や家庭の事情は、もとより口外しません。

　私は誠実に医師の仕事を助け、ケアを受ける人々の福祉のために専念致します。

（訳：中西睦子）

The Nightingale Pledge

　I solemnly pledge myself before God, and in the pesence of this assembly, to pass my life in purity and to practice my profession faithfully.

　I will abstain from whatever is deleterious and mischievous, and will not take or knowingly administer any harmful drug.

　I will do all in my power to maintain and elevate the standard of my profession, and will hold in confidence all personal matters committed to my keeping, and all family affairs coming to my knowledge in the practice of my calling.

　With loyalty will I endeavor to aid the physician in his work, and devote myself to the welfare of those committed to my care.

井部俊子・中西睦子監修：看護管理学習テキスト，別巻 看護管理基本資料集，日本看護協会出版会，p.40，2003.

訳注）過去に定訳とされていたものは、専門職としての自覚にもとづく主体的な意志表明という原文のもつニュアンスが希薄になっていたことから、これをそのまま載せるのは不適切と考え、改めて訳し直した。

フレクスナー　専門職の規準

アブラハム・フレクスナー　1915 年

専門職は：

① Is basically intellectual (as opposed to physical) and is accompanied by a high degree of individual responsibility.

基本的に個人の大きな責任を伴う知的活動を含む。

② Is based on a body of knowledge that can be learned and is refreshed and refined through research.

常に学ぶべきである。専門職に従事する者は常に研究会やゼミに出入りして新しい事実を見いだし、それを学習する。

③ Is practical, in addition to being theoretical.

単に学問的、理論的であるばかりでなく、その目的においてはきわめて実務的である。

④ Can be taught through a process of highly specialized professional education.

高度に専門化された教育訓練を通じて、はじめて伝達可能になる技術をもっている。

⑤ Has a strong internal organization of members and a well-developed group consciousness.

自分とともに業務に従事する者の注意を引きつけ、グループ意識を育てるような活動、職務、責任によって、自らを形成していく。

⑥ Has practitioners who are motivated by altruism (the desire to help others) and who are responsive to public interests.

組織化されない独立している個人よりも、公衆の利益に敏感である。したがって社会的な目標の達成により深い関心を抱いている。

Kay Kittrell Chitty：Chapter 6, Defining Profession, in PROFESSIONAL NURSING-CONCEPTS AND CHALLENGES, 2nd Ed, W. B. Sawnders, p.130, 1997（グレイス・L. デロウリイ：専門職看護の歩み，千野静香他訳，日本看護協会出版会，p.346，1979）.

看護職の倫理綱領

日本看護協会 1988 年／改訂 2003 年、2021 年

前　文

　人々は、人間としての尊厳を保持し、健康で幸福であることを願っている。看護は、このような人間の普遍的なニーズに応え、人々の生涯にわたり健康な生活の実現に貢献することを使命としている。

　看護は、あらゆる年代の個人、家族、集団、地域社会を対象としている。さらに、健康の保持増進、疾病の予防、健康の回復、苦痛の緩和を行い、生涯を通して最期まで、その人らしく人生を全うできるようその人のもつ力に働きかけながら支援することを目的としている。

　看護職は、免許によって看護を実践する権限を与えられた者である。看護の実践にあたっては、人々の生きる権利、尊厳を保持される権利、敬意のこもった看護を受ける権利、平等な看護を受ける権利などの人権を尊重することが求められる。同時に、専門職としての誇りと自覚をもって看護を実践する。

　日本看護協会の『看護職の倫理綱領』は、あらゆる場で実践を行う看護職を対象とした行動指針であり、自己の実践を振り返る際の基盤を提供するものである。また、看護の実践について専門職として引き受ける責任の範囲を、社会に対して明示するものである。

本　文

1. 看護職は、人間の生命、人間としての尊厳及び権利を尊重する。

　すべての人々は、その国籍、人種、民族、宗教、信条、年齢、性別、性的指向、性自認、社会的地位、経済的状態、ライフスタイル、健康問題の性質によって制約を受けることなく、到達可能な最高水準の健康を享受するという権利[1] を有している。看護職は、あらゆる場において、人々の健康と生活を支援する専門職であり、

---

1 WHO（World Health Organization：世界保健機関）は「世界保健機関憲章」前文において、「人種、宗教、政治信条や経済的・社会的条件によって差別されることなく、最高水準の健康に恵まれることは、あらゆる人々にとっての基本的人権のひとつ」（公益社団法人日本 WHO 協会仮訳）としている。これを参考に、本倫理綱領は、到達可能な最高水準の健康を享受することは人々の権利であるという考え方を基盤にしている。

編集部注）日本看護協会は 1988 年に作成・公表した「看護婦の倫理規定」を、2003 年に「看護者の倫理綱領」と改訂・改題、2021 年に「看護職の倫理綱領」と改訂・改題した。

常に高い倫理観をもって、人間の生命と尊厳及び権利を尊重し行動する。

　看護職は、いかなる場でも人間の生命、人間としての尊厳及び権利を尊重し、常に温かな人間的配慮をもってその人らしい健康な生活の実現に貢献するよう努める。

2. 看護職は、対象となる人々に平等に看護を提供する。

　看護における平等とは、単に等しく同じ看護を提供することではなく、その人の個別的特性やニーズに応じた看護を提供することである。社会の変化とともに健康や生き方への意識も変化し、人々の看護へのニーズは多様化・複雑化している。人々の多様で複雑なニーズに対応するため、看護職は豊かな感性をもって健康問題の性質や人々を取り巻く環境等に応じた看護を提供し、人々の健康と幸福に寄与するよう努める。

　また、看護職は、個人の習慣、態度、文化的背景、思想についてもこれを尊重し、受けとめる姿勢をもって対応する。

3. 看護職は、対象となる人々との間に信頼関係を築き、その信頼関係に基づいて看護を提供する。

　看護は、高度な知識や技術のみならず、対象となる人々との間に築かれる信頼関係を基盤として成立する。

　よりよい健康のために看護職が人々と協調すること、信頼に誠実に応えること、自らの実践について十分な説明を行い理解と同意を得ること、実施結果に責任をもつことを通して、信頼関係を築き発展させるよう努める。

　また、看護職は自己の実施する看護が専門職としての支援であることを自覚し、支援上の関係を越えた個人的関係に発展するような行動はとらない。

　さらに、看護職は対象となる人々に保健・医療・福祉が提供される過程においては、対象となる人々の考えや意向が反映されるように、積極的な参加を促す。また、人々の顕在的潜在的能力に着目し、その能力を最大限生かすことができるよう支援する。

4. 看護職は、人々の権利を尊重し、人々が自らの意向や価値観にそった選択ができるよう支援する。

　人々は、知る権利及び自己決定の権利を有している。看護職は、これらの権利を尊重し、十分な情報を提供した上で、保健・医療・福祉、生き方などに対する一人ひとりの価値観や意向を尊重した意思決定を支援する。意思決定支援においては、情報を提供・共有し、その人にとって最善の選択について合意形成するまでのプロセスをともに歩む姿勢で臨む。

　保健・医療・福祉においては、十分な情報に基づいて自分自身で選択する場合だけでなく、知らないでいるという選択をする場合や、決定を他者に委ねるという選択をする場合もある。また、自らの意思を適切に表明することが難しい場合には、対象となる人々に合わせて情報提供を行い、理解を得たうえで、本人の意向を汲み取り、その人にとって最善な合意形成となるよう関係者皆で協働する。さらに、看護職は、人々が自身の価値観や意向に沿った保健・医療・福祉を受け、その人の望む生活が実現できるよう、必要に応じて代弁者として機能するなど、人々の権利の

擁護者として行動する。そして、個人の判断や選択が、そのとき、その人にとって最良のものとなるよう支援する。

5. 看護職は、対象となる人々の秘密を保持し、取得した個人情報は適正に取り扱う。

　看護職は、個別性のある適切な看護を実践するために、対象となる人々の秘密に触れる機会が多い。看護職は正当な理由なく、業務上知り得た秘密を口外してはならない。

　また、対象となる人々の健康レベルの向上を図るためには個人情報が必要であり、さらに、多職種と緊密で正確な情報共有も必要である。個人情報には氏名や生年月日といった情報のみならず、画像や音声によるものや遺伝情報も含まれる。看護職は、個人情報の取得・共有の際には、対象となる人々にその必要性を説明し同意を得るよう努めるなど適正に取り扱う。家族等との情報共有に際しても、本人の承諾を得るよう最大限の努力を払う。

　また、今日のICT（Information and Communication Technology：情報通信技術）の発展に伴い、さまざまなソーシャルメディアが普及している。これらを適切に利用することにより、看護職だけでなく、人々にとっても健康に関する有用な情報をもたらすなどの恩恵がある。看護職は、業務上の利用と私的な利用を区別し、その利用に伴う恩恵のみならず、リスクも認識する。また、情報の正確性の確認や対象となる人々と看護職自身のプライバシー権の保護など、細心の注意を払ったうえで情報を発信・共有する。

6. 看護職は、対象となる人々に不利益や危害が生じているときは、人々を保護し安全を確保する。

　看護職は、常に、人々の健康と幸福の実現のために行動する。看護職は、人々の生命や人権を脅かす行動や不適切な行為を発見する立場にある。看護職がこれらの行為に気づいたときは、その事実に目を背けることなく、人々を保護し安全を確保するよう行動する。その際には、多職種で情報を共有し熟慮したうえで対応する。

　また、保健・医療・福祉の提供においては、関係者による不適切な判断や行為がなされる可能性や、看護職の行為が対象となる人々を傷つける可能性があることを含めて、いかなる害の可能性にも注意を払い、人々の生命と人権をまもるために働きかける。非倫理的な実践や状況に気づいた場合には疑義を唱え、適切な保健・医療・福祉が提供されるよう働きかける。

7. 看護職は、自己の責任と能力を的確に把握し、実施した看護について個人としての責任をもつ。

　看護職は、自己の責任と能力を常に的確に把握し、それらに応じた看護実践を行う。看護職は自己の実施する看護について、説明を行う責任と判断及び実施した行為とその結果についての責任を負う。

　看護職の業務は保健師助産師看護師法に規定されている。看護職は関連する法令を遵守し、自己の責任と能力の範囲内で看護を実践する。また、自己の能力を超えた看護が求められる場合には、支援や指導を自ら得たり、業務の変更を求めたりして、安全で質の高い看護を提供するよう努める。さらに、他の看護職などに業務を

委譲する場合は自己及び相手の能力を正しく判断し、対象となる人々の不利益とならないよう留意する。

8. 看護職は、常に、個人の責任として継続学習による能力の開発・維持・向上に努める。

看護職には、科学や医療の進歩ならびに社会的価値の変化にともない多様化する人々の健康上のニーズに対応していくために、高い教養とともに高度な専門的能力が求められる。高度な専門的能力をもち、より質の高い看護を提供するために、免許を受けた後も自ら進んでさまざまな機会を活用し、能力の開発・維持・向上に努めることは、看護職自らの責任ならびに責務である。

継続学習には、雑誌や図書などの情報や自施設の現任教育のプログラムの他に、学会・研修への参加など施設外の学習、eラーニング等さまざまな機会がある。看護職はあらゆる機会を積極的に活用し、専門職としての研鑽を重ねる。

また、自己の能力の開発・維持・向上のみならず、質の高い看護の提供を保障するために、後進の育成に努めることも看護職の責務である。

9. 看護職は、多職種で協働し、よりよい保健・医療・福祉を実現する。

看護職は、多職種で協働し、看護及び医療の受け手である人々に対して最善を尽くすことを共通の価値として行動する。

多職種での協働においては、看護職同士や保健・医療・福祉の関係者が相互理解を深めることを基盤とし、各々が能力を最大限に発揮しながら、より質の高い保健・医療・福祉の提供を目指す。

また、よりよい医療・看護の実現と健康増進のためには、その過程への人々の参画が不可欠である。看護職は、対象となる人々とパートナーシップ[2]を結び、対象となる人々の医療・看護への参画のみならず、研究や医療安全などでも協力を得て、ともにより質の高い保健・医療・福祉をつくりあげることを促進する。

10. 看護職は、より質の高い看護を行うために、自らの職務に関する行動基準を設定し、それに基づき行動する。

自らの職務に関する行動基準を設定し、それに基づき行動することを通して自主規制を行うことは、専門職としての必須の要件である。この行動基準は、各々の職務に求められる水準やその責務を規定したものであり、看護職の専門的価値を支持するものである。

このような基準の作成は組織的に行い、個人としてあるいは組織としてその基準を満たすよう努め、評価基準としても活用する。また、社会の変化や人々のニーズの変化に対応させて、適宜改訂する。

看護職は、看護職能団体が示す各種の基準や指針に則り活動する。また、各施設では、施設や看護の特徴に応じたより具体的・実践的な基準等を作成することにより、より質の高い看護を保障するように努める。

---

2 ここでいう、保健・医療・福祉におけるパートナーシップは、看護職と対象となる人々がよりよい健康や生活の実現に向かって対等な立場で協力しあう関係のことを示している。

11. 看護職は、研究や実践を通して、専門的知識・技術の創造と開発に努め、看護学の発展に寄与する。

　看護職は、常に、科学的知見並びに指針などを用いて看護を実践するとともに、新たな専門的知識・技術の開発に最善を尽くす。開発された専門的知識・技術は蓄積され、将来のより質の高い看護の提供に貢献する。すなわち、看護職は、研究や実践に基づき、看護の中核となる専門的知識・技術の創造と開発、看護政策の立案に努めることで看護学の発展及び人々の健康と福祉に寄与する責任を担っている。

　また、看護職は、保健・医療・福祉のあらゆる研究参加に対する人々の意向を尊重し、いかなる場合でも人々の生命、健康、プライバシーをまもり、尊厳及び権利を尊重するとともに、適切な保健・医療・福祉の提供を保障する。

12. 看護職は、より質の高い看護を行うため、看護職自身のウェルビーイング[3]の向上に努める。

　看護職がより質の高い看護を提供するためには、自らのウェルビーイングをまもることが不可欠である。看護職が健康で幸福であることが、よりよい看護の提供へとつながり、対象となる人々の健康と幸福にも良好な結果をもたらす。

　看護職は、自身のウェルビーイングの向上のために、仕事と生活の調和（ワーク・ライフ・バランス）をとることやメンタルヘルスケアに努める。

　さらに、看護職の実践の場には、被曝、感染、ハラスメント、暴力などの危険が伴う。そのため、すべての看護職が健全で安全な環境で働くことができるよう、個人と組織の両方の側面から取り組む。

13. 看護職は、常に品位を保持し、看護職に対する社会の人々の信頼を高めるよう努める。

　看護は、看護を必要とする人々からの信頼なくしては存在しない。常に、看護職は、この職業の社会的使命・社会的責任を自覚し、専門職としての誇りを持ち、品位を高く維持するように努める。

　看護に対する信頼は、専門的な知識や技術のみならず、誠実さ、礼節、品性、清潔さ、謙虚さなどに支えられた行動によるところが大きい。また、社会からの信頼が不可欠であり、専門領域以外の教養を深めるにとどまらず、社会的常識などをも充分に培う必要がある。

　さらに、看護職は、その立場を利用して看護職の信頼を損なうような行為及び不正行為はしない。

14. 看護職は、人々の生命と健康をまもるため、さまざまな問題について、社会正義の考え方をもって社会と責任を共有する。

　看護職は、人々の生命、尊厳及び権利をまもり尊重する立場から、生命と健康に

---

3 1948年に出された「世界保健機関憲章」において "Health is a state of complete physical, mental and social well-being and not merely the absence of disease or infirmity." と述べられている。これを参考に、本倫理綱領においては、ウェルビーイングを身体的、精神的、社会的に良好な状態であることと意訳し、使用している。ウェルビーイングを一語の日本語に翻訳することが難しいこと、また、意味するところが曖昧であることから日常的に使用される言葉ではない。そのため、本倫理綱領では看護職のウェルビーイングへの親和性を高めるためカタカナ表記とした。

深く関わるあらゆる差別、貧困、さまざまな格差、気候変動、虐待、人身売買、紛争、暴力などについて、地球規模の観点から社会正義の考え方をもって社会と責任を共有する。常に、わが国や世界で起きているこれらの問題についての知識を更新し、意識を高め、それらについて社会に発信するよう努める。また、これらの問題の潜在的な状況から予防的に関わり、多職種や関係機関で連携し看護職として適切な対応をとる。

さらに、看護職は保健・医療・福祉活動による環境破壊を防止する責務を果たすとともに、清浄な空気と水・安全な食物の確保、騒音対策など、人々の健康を保持増進するための環境保護に積極的に取り組む。そして、人々の生命の安全と健康がまもられ平和で包摂的な社会の実現を目指す。

15. 看護職は、専門職組織に所属し、看護の質を高めるための活動に参画し、よりよい社会づくりに貢献する。

看護職は、いつの時代においても質の高い看護の提供を通して社会の福祉に貢献するために、専門職としての質の向上を図る使命を担っている。保健・医療・福祉及び看護にかかわる政策や制度が社会の変化と人々のニーズに沿ったものとなるよう、看護職は制度の改善や政策決定、新たな社会資源の創出に積極的に取り組む。

看護職は看護職能団体に所属し、これらの取り組みをはじめとする看護の質を高めるための活動に参加することを通してよりよい社会づくりに貢献する。

16. 看護職は、様々な災害支援の担い手と協働し、災害によって影響を受けたすべての人々の生命、健康、生活をまもることに最善を尽くす。

災害は、人々の生命、健康、生活の損失につながり、個人や地域社会、国、さらには地球環境に深刻な影響を及ぼす。看護職は、人々の生命、健康、生活をまもる専門職として災害に対する意識を高め、専門的知識と技術に基づき保健・医療・福祉を提供する。

看護職は、災害から人々の生命、健康、生活をまもるため、平常時から政策策定に関与し災害リスクの低減に努め、災害時は、災害の種類や規模、被災状況、初動から復旧・復興までの局面等に応じた支援を行う。また、災害時は、資源が乏しく、平常時とは異なる環境下で活動する。看護職は、自身の安全を確保するとともに刻々と変化する状況とニーズに応じた保健・医療・福祉を提供する。

さらに、多種多様な災害支援の担い手とともに各々の機能と能力を最大限に発揮するよう努める。

日本看護協会：看護職の倫理綱領，日本看護協会公式ホームページ．（https://www.nurse.or.jp/nursing/assets/statistics_publication/publication/rinri/code_of_ethics.pdf）［2023.12.19 確認］

ミニコラム ▶「看護の変わらない価値観」

　2019 年 4 月に国際看護師協会の「ICN 看護師の倫理綱領」を改訂するため、会議がジュネーブであり、参加しました。今回の改訂には 10 名の委員が世界各国から集まり、倫理をまだ学んでいない学生でも、誰でも、一見して大切なことがわかるよう作成したのが本書 p.74 の図です。「看護で一番大切な価値は何だろう」という問いかけに対して、委員たちからは口々に「思いやり」「共感」「親切」「尊重」などが表明されました。

　2005 年には世界医師会が、「思いやりの医師（Caring Physicians）注)」のイニシアチブに取り組んでいます。興味深いことに、その中で「思いやりの心、倫理観、科学は、世界中の医療従事者を結びつける 3 つの基本的かつ永続的な伝統である」として、内科学の泰斗であるウィリアム・オスラー卿の次のことばを引用しています。すなわち、「最重要なことはケアリングであり、まずそれを行うことである。ケアリングを行う医師は、希望と信頼を最もよくひきだすからである」。

　ともすれば、高度実践や複雑な問題解決のために、これまでとは何か変わったことをしなければと焦燥にかられるかもしれません。しかし、国際看護師協会「ICN 看護師の倫理綱領」の 1.8 項（本書 p.68）や、日本看護協会「看護職の倫理綱領」の 1 番目の解説（本書 p.58）に記されている「……看護職は、いかなる場でも人間の生命、人間としての尊厳及び権利を尊重し、常に温かな人間的配慮をもってその人らしい健康な生活の実現に貢献するよう努める」は、看護の、そして医療人としての不変かつ普遍的な重要な価値観であると言えるでしょう。

注）WMA：Caring Physicians of the World Initiative, The World Medical Association（https://www.wma.net/what-we-do/cpw-initiative/）［2023.12.19 確認］

ICN看護師の倫理綱領 （2021年版）

国際看護師協会　1953年／改訂 2012年、2021年

訳注：この文書中の「看護師」とは、原文では nurses であり、訳文では表記の煩雑さを避けるために「看護師」という訳語を当てるが、免許を有する看護職すべてを指す。

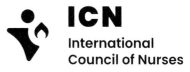

ICN
International
Council of Nurses
The global voice of nursing

看護師の倫理に関する国際的な綱領は、1953年に国際看護師協会 (ICN) によって初めて採択された。その後、この綱領は何回かの改訂を経て、今回、2021年の見直しと改訂に至った。

「ICN 看護師の倫理綱領」の目的

「ICN 看護師の倫理綱領」は、看護師と看護学生[1] の倫理的価値観、責務、職務上の説明責任を明記したものであり、看護師が担う様々な役割の中で、倫理的な看護実践を定め、導くものである。行動規範ではないが、規制機関が定める専門職基準に即して、倫理的な看護実践と意思決定を行うための枠組みとしても利用することができる。

「ICN 看護師の倫理綱領」は、看護師の役割、職務、責任、行動、専門的判断のほか、患者、看護ケアやサービスを受ける人々、協働者およびその他の専門職との関係について、倫理的指針を示している。この綱領は基礎的なものであり、看護実践をつかさどる各国の法律、規制および専門職基準と組み合わせて活用されるべきものである。この綱領に示された価値観と義務は、あらゆる実践の場、役割、領域にある看護師に適用される。

前　文

19世紀半ばに体系化された看護が発祥して以来、看護ケアは公平で包括的な伝統と実践、および多様性の尊重に深く根ざしているという認識のもと、看護師は一貫して次の4つの基本的な看護の責任を意識してきた。すなわち、健康の増進、疾病の

---

1 看護学生の実践も「ICN 看護師の倫理綱領」に沿って行われる必要がある。教育のレベルによって、看護学生の行動に対する責任は、当該学生とその監督者の間で共有される。

予防、健康の回復、苦痛の緩和と尊厳ある死の推奨である。看護のニーズは普遍的である。

　看護には、文化的権利、生存と選択の権利、尊厳を保つ権利、そして敬意のこもった対応を受ける権利などの人権を尊重することが、その本質として備わっている。看護ケアは、年齢、皮膚の色、文化、民族、障害や疾病、ジェンダー、性的指向、国籍、政治、言語、人種、宗教的・精神的信条、法的・経済的・社会的地位を尊重するものであり、これらを理由に制約されるものではない。

　看護師は、個人、家族、地域社会および集団の健康を、地域・国・世界の各レベルで向上させているその貢献に対し、評価され、敬意を持たれる存在である。看護師は、自身が提供するサービスと他の保健医療専門職や関連するグループが提供するサービスとの調整を図る。看護師は、敬意、正義、共感、応答性、ケアリング、思いやり、信頼性、品位といった看護専門職の価値観を体現する。

「ICN看護師の倫理綱領」について

　「ICN看護師の倫理綱領」には、4つの基本領域が設けられており、倫理的行動の枠組みとなっている。すなわち、「看護師と患者またはケアやサービスを必要とする人々」「看護師と実践」「専門職としての看護師」および「看護師とグローバルヘルス」である。

「ICN看護師の倫理綱領」の基本領域別の適用方法

　この綱領では、看護師が基準を行動につなげられるよう、各基本領域の記述に続いて表を掲載している。なお、この表は各領域に含まれる主な考え方を例示したもので、概念を網羅的あるいは完全に記載することを意図したものではない。看護の倫理的な職責と価値観は、あらゆる形の看護サービスと役割——臨床家、教育者、学生、研究者、管理職、政策立案者など——に適用される。職能団体もまた、これらの職責と価値観を指針とする。図（p.74）は、専門職の価値観と職責の関係を表したものである。

「ICN看護師の倫理綱領」の活用方法

　「ICN看護師の倫理綱領」は、社会の価値観とニーズに基づいた行動指針である。この綱領は、看護ケアが提供されるあらゆる場面において、実際の看護や保健医療に適用されて初めて、生きた文書として意味を持つ。

　この綱領の目的を達成するためには、看護師がこれを十分に理解し、身に付け、自己の職務のあらゆる場面で活用する必要がある。看護学生や看護師は、学生生活や職業生活を通じて、いつでもこの綱領を手にとって活用できるようにすべきである。

看護師が実施すべき事項として、以下のようなものが挙げられる：

・綱領の基本領域に含まれる基準について学ぶ。
・それぞれの基準が自己にとってどういう意味を持つかを考える。各自の看護実践、教育、研究、管理、リーダーシップあるいは政策立案の領域において、どのように

倫理を適用できるか検討する。

・協働者やその他の人々と、この綱領について話し合う。

・経験に基づき倫理的ジレンマの例を挙げ、この綱領に示されている行動基準に照らして検討する。ジレンマの解決において、この綱領がどのような方法を示しているか確認する。

・グループワークを通じて倫理的意思決定とは何かを明確にし、倫理的行動の基準に関して合意を図る。

・自国の看護師協会、協働者およびその他の人々と協力しながら、看護の実践、教育、管理、研究および政策において常に倫理基準を活用する。

「ICN 看護師の倫理綱領」の普及

　「ICN 看護師の倫理綱領」を効果的に活用するためには、看護師がこの綱領を十分に理解する必要がある。ICN は、この綱領が看護教育機関、現場の看護師、看護関係出版社や一般のマスメディアに普及することを期待する。さらに、看護師以外の保健医療専門職や一般市民、消費者団体、政策立案グループ、人権擁護団体、看護師の雇用者などにも、この綱領が普及されることを望む。各国看護師協会に対しては、この綱領を自国の言語に翻訳して採用すること、あるいは自国の看護倫理綱領を支える枠組みとして活用することを推奨する。

「ICN 看護師の倫理綱領」の基本領域
1．看護師と患者またはケアやサービスを必要とする人々[2]

1.1　看護師の専門職としての第一義的な責任は、個人、家族、地域社会、集団のいずれかを問わず、看護ケアやサービスを現在または将来必要とする人々（以下、「患者」または「ケアを必要とする人々」という）に対して存在する。

1.2　看護師は、個人、家族、地域社会の人権、価値観、習慣および宗教的・精神的信条がすべての人から認められ尊重される環境の実現を促す。看護師の権利は人権に含まれ、尊重され、保護されなければならない。

1.3　看護師は、個人や家族がケアや治療に同意する上で、理解可能かつ正確で十分な情報を、最適な時期に、患者の文化的・言語的・認知的・身体的ニーズや精神的状態に適した方法で確実に得られるよう努める。

1.4　看護師は、個人情報を守秘し、個人情報の合法的な収集や利用、アクセス、伝達、保存、開示において、患者のプライバシー、秘密性および利益を尊重する。

1.5　看護師は、同僚およびケアを必要とする人々のプライバシーと秘密性を尊重し、直接のコミュニケーションにおいても、ソーシャルメディアを含むあらゆる媒体においても、看護専門職の品位を守る。

2「患者」と「看護ケアまたはサービスを必要とする人々」という2つの表現は、同じ意味で使用される。いずれの表現も、看護ケアやサービスを必要とする患者、家族、地域社会、集団を意味している。看護実践の場は、病院、在宅・地域ケア、プライマリケア、公衆衛生、ポピュレーションヘルス、長期療養ケア、矯正ケア、学術機関、政府と多岐にわたり、それぞれの部門に限定されない。

1.6 　看護師は、あらゆる人々の健康上のニーズおよび社会的ニーズを満たすための行動を起こし、支援する責任を、社会と分かち合う。

1.7 　看護師は、資源配分、保健医療および社会的・経済的サービスへのアクセスにおいて、公平性と社会正義を擁護する。

1.8 　看護師は、敬意、正義、応答性、ケアリング、思いやり、共感、信頼性、品位といった専門職としての価値観を自ら体現する。看護師は、患者、同僚、家族を含むすべての人々の尊厳と普遍的権利を支持し尊重する。

1.9 　看護師は、保健医療の実践・サービス・場における人々と安全なケアに対する脅威を認識・対処し、安全な医療の文化を推進する。

1.10 　看護師は、プライマリ・ヘルスケアと生涯にわたる健康増進の価値観と原則を認識・活用し、エビデンスを用いた、パーソン・センタード・ケアを提供する。

1.11 　看護師は、テクノロジーと科学の進歩の利用が人々の安全や尊厳、権利を脅かすことがないようにする。介護ロボットやドローンなどの人工知能や機器に関しても、看護師はパーソン・センタード・ケアを維持し、そのような機器は人間関係を支援するもので、それに取って代わることがないように努める。

「ICN 看護師の倫理綱領」の基本領域別の適用方法 #1：看護師と患者またはケアやサービスを必要とする人々		
看護師、看護リーダー および看護管理者	教育者および研究者	各国看護師協会
人々に焦点をあてた文化的に適切なケアを提供する。それは、人権を尊重し、偏見や不当な差別なく、人々の価値観、習慣、信条に配慮することである。	保健医療アクセスの基盤としての文化規範、安全性とコンピテンス、倫理、人権、公平性、人間の尊厳、正義、格差、連帯に関する内容を、教育カリキュラムに含める。人権問題を探求するための研究をデザインする。	人権と倫理基準を支持する所信声明、実践基準および指針を策定する。
倫理的課題、倫理的推論、倫理的行動に関する継続教育に参加する。すべての利害関係者の間で、開かれた議論を促進する。	教育カリキュラムのデザインにおいて、査読を受け公表された最新の看護倫理へのアプローチを取り入れる。 倫理的課題、倫理原則・推論、倫理的意思決定について、教育・学習の機会を提供する。これには、自律尊重、無危害、善行、正義も含まれる。	倫理教育の基準を確立し、看護師に対して継続的な倫理教育を提供する。
看護・医療ケアに対する、インフォームド・コンセントを確保する。これには、治療を選択または拒否する権利が含まれる。	自律尊重、インフォームド・コンセント、プライバシー、秘密性の尊重に関して教育を行う。不利益を被ることなく研究への参加を拒否または撤回できる被験者の権利を尊重する。	看護・医療ケアに対するインフォームド・コンセントに関連する、被験者のための指針や所信声明、関連文書、継続教育を提供する。

患者の意向と地域社会の安全を踏まえ、関連法に従い、人権、秘密性、プライバシーの保護のため、媒体（電子／紙ベース）に関わらず、情報、健康に関する記録、報告の各システムの使用においては、専門職としての倫理的判断を行う。	画像・記録・コメントのいずれかに関わらず、メディアや報告・記録システムを利用する際の正確性、秘密性、プライバシーを教育カリキュラムで扱う。また、極度の緊急事態における報告の仕組みの活用について熟知する。	人権、秘密性、プライバシーを保護する情報・報告システム、および公衆衛生上の感染流行や極度の緊急事態に関する報告義務の仕組みの適切な利用に関して、指針および実践基準を作成する。
人々の安全の脅威となるリスクや不適切な行為、テクノロジーの乱用がある場合には、適切な管理者や関係機関に連絡し、これを裏付ける事実を提供する。テクノロジーが開発される際には看護師が技術や科学の進歩に伴うリスクを観察・報告する必要がある。	尊厳と権利を尊重し新テクノロジーを考慮した安全なケアとは何かについて、教育カリキュラムに含め、研究を実施する。	患者に使用されるテクノロジーの研究開発に看護師を含めるよう、政府、保健医療団体、医療機器企業、製薬企業に働きかける。
看護師の倫理的義務と責務を満たし、看護専門職のあり方を積極的に支持する。	教育カリキュラムに看護専門職の価値観とあり方、倫理的責任と義務、国際的な観点からの倫理的枠組みについて、含める。倫理的な研究指針を重視し、これを普及させる。人権問題を探求するための研究をデザインする。	基本文書の中で看護の価値観とあり方を明示し、自国の看護師の倫理綱領にこれを取り入れる。
職場における安全を構築しモニタリングする。	保健医療現場において、すべての人にとって健康で安全で持続可能な実践環境を確保するため、特性、リスク因子、スキルに関する学習を指導し、推進する。	看護師と他の保健医療従事者にとって健康で安全な職場を推進するため、雇用主に働きかける。安全な環境と健康な地域社会を確保するための指針を提供する。健康と安全を守るため、明快で利用しやすい透明性のある有効な報告手続きを擁護する。

2. 看護師と実践

2.1 看護師は、自身の倫理的な看護実践に関して、また、継続的な専門職開発と生涯学習によるコンピテンスの維持に関して、それらを行う責任とその説明責任を有する。

2.2 看護師は実践への適性を維持し、質の高い安全なケアを提供する能力が損なわれないように努める。

2.3 看護師は、自身のコンピテンスの範囲内、かつ規制または権限付与された業務範囲内で実践し、責務を引き受ける場合や、他へ委譲する場合は、専門職としての判断を行う。

2.4 看護師は自身の尊厳、ウェルビーイングおよび健康に価値を置く。これを達成するためには、専門職としての認知や教育、リフレクション、支援制度、十分な資源配置、健全な管理体制、労働安全衛生を特徴とする働きやすい実践環境が必要とされる。

2.5　看護師はいかなるときも、個人としての行動規準を高く維持する。看護専門職の信望を高め、そのイメージと社会の信頼を向上させる。その専門的な役割において、看護師は個人的な関係の境界を認識し、それを維持する。

2.6　看護師は、自らの知識と専門性を共有し、フィードバックを提供し、看護学生や新人看護師、同僚、その他の保健医療提供者の専門職開発のためのメンタリングや支援を行う。

2.7　看護師は、患者の権利を<u>擁護し</u>、倫理的行動と開かれた対話の促進につながる実践文化を守る。

2.8　看護師は、特定の手続きまたは看護・保健医療関連の研究への参加について<u>良心的拒否</u>を行使できるが、人々が個々のニーズに適したケアを受けられるよう、敬意あるタイムリーな行動を促進しなければならない。

2.9　看護師は、人々が自身の個人、健康、および遺伝情報へのアクセスに同意または撤回する権利を保護する。また、遺伝情報とヒトゲノム技術の利用、<u>プライバシー</u>および<u>秘密性</u>を保護する。

2.10　看護師は、協働者や他者、政策、実践、またはテクノロジーの乱用によって、個人、家族、地域社会、集団の健康が危険にさらされている場合は、これらを保護するために適切な行動をとる。

2.11　<u>看護師</u>は、患者安全の推進に積極的に関与する。看護師は、医療事故やインシデント／ヒヤリハットが発生した場合には倫理的行動を推進し、患者の安全が脅かされる場合には声を上げ、透明性の確保を<u>擁護し</u>、医療事故の可能性の低減のために他者と協力する。

2.12　看護師は、倫理的なケアの基準を支持・推進するため、データの完全性に対して説明責任を負う。

「ICN 看護師の倫理綱領」の基本領域別の適用方法　#2：看護師と実践		
看護師、看護リーダーおよび<u>看護管理者</u>	教育者および研究者	<u>各国看護師協会</u>
読書や学習を通じて、専門職開発を追求する。知識とスキルの強化のため、継続教育の機会を求め、参加する。	生涯学習および実践<u>コンピテンス</u>の価値と義務に関する学習を指導し、推進する。理論と実践について、最新の概念と画期的な指導方法を探求する。	定期刊行物やメディア、学会、遠隔教育プログラムを通じて、看護理論と実践の進歩を反映した幅広い継続教育の機会を整備する。
継続教育を開始し、職場のガバナンスや専門業務の遂行、評価、看護実践免許の体系的な更新システムに参画する。看護スタッフの<u>実践への適性</u>を監視し、向上させ、評価する。	継続学習と実践<u>コンピテンス</u>の関連性を探求する研究を実施し、その結果を普及させる。	質の高い<u>看護</u>教育と、実践継続に必要な教育要件に関する国の政策を推進する。

ワークライフバランスと継続的な個人的成長を目指し、健康的なライフスタイルを維持する。	患者に対する義務があることと同時に、自己に対する義務があることについて教育し、<u>実践への適性</u>およびエビデンスを用いたケアの重要性について指導する。職場におけるレジリエンスの推進について、教育カリキュラムに含める。	<u>看護師</u>の健康的な生活水準を推進する労働環境を求め、働きかける。看護師のための安全で適切な労働条件に関する指針を提供する。
対立や緊張をマネジメントするために、専門職種間の連携を促進する。倫理的<u>価値観</u>を共有する環境を推進する。 質の高いケアと安全性を向上させ、仕返しに対する懸念を払拭しなければならない。 これにより、すべての人の健康を促進するための重要な対話を受け入れる、より開かれた透明性のある文化が生まれる。	他の保健医療分野の役割と<u>価値観</u>とともに、状況分析およびコンフリクトマネジメントの方法とスキルを指導する。	他の分野および一般市民に対して、<u>看護師</u>の役割と看護専門職の<u>価値観</u>を伝える。看護の好ましいイメージを推進する。虐待やハラスメント、暴力のない労働環境・条件を擁護する。
患者および同僚との適切な<u>職務上の関係</u>を構築する。専門職としての判断を行い、贈答や賄賂を拒否し、利益相反を回避する。	職務上の境界とそれを遵守するためのスキルを維持し指導する。利益相反の特定と回避の方法を指導する。	職務上の境界の基準を設定し、認知や謝意を表現するためのプロセスを整備する。
ある行為が<u>看護師</u>にとって害になる、または道徳的に好ましくない場合に、<u>良心的拒否</u>を行うときには、患者のケアの継続性を確保する。	<u>セルフリフレクション</u>を促し、<u>良心的拒否</u>の枠組みとプロセスについて指導する。	特定の医療処置への関与を拒否する場合の基準と指針を策定する。国内の倫理綱領に、<u>良心的拒否</u>に関する指針を盛り込む。

3. 専門職としての看護師

3.1　<u>看護師</u>は、臨床看護実践、看護管理、看護研究および看護教育に関する<u>エビデンスを用いた</u>望ましい基準を設定し実施することにおいて、重要なリーダーシップの役割を果たす。

3.2　<u>看護師</u>と看護学研究者は、<u>エビデンスを用いた</u>実践の裏付けとなる、研究に基づく最新の専門知識の拡大に努める。

3.3　<u>看護師</u>は、専門職の価値観の中核を発展させ維持することに、積極的に取り組む。

3.4　<u>看護師</u>は、職能団体を通じ、臨床ケア、教育、研究、マネジメント、およびリーダーシップを包含した実践の場において、働きやすい発展的な実践環境の創出に参画する。これには、<u>看護師</u>にとって安全かつ社会的・経済的に公平な労働条件のもとで、看護師が最適な業務範囲において実践を行ない、安全で効果的でタイムリーなケアを提供する能力を促進する環境が含まれる。

3.5　<u>看護師</u>は、働きやすい倫理的な組織環境に貢献し、非倫理的な実践や状況に対して異議を唱える。看護師は、同僚の看護職や他の（保健医療）分野、関連するコミュニティと協力し、患者ケア、看護および健康に関わる、査読を受けた倫理的責任のある研究と実践の開発について、その創出、実施および普及を行う。

3.6　看護師は、個人、家族および地域社会のアウトカムを向上させる研究の創出、普及および活用に携わる。

3.7　看護師は、緊急事態や災害、紛争、エピデミック、パンデミック、社会危機、資源の枯渇に備え、対応する。ケアやサービスを受ける人々の安全は、個々の看護師と保健医療制度や組織のリーダーが共有する責任である。これには、リスク評価と、リスク軽減のための計画の策定、実施および資源確保が含まれる。

「ICN 看護師の倫理綱領」の基本領域別の適用方法　#3：専門職としての看護師		
看護師、看護リーダーおよび看護管理者	教育者および研究者	各国看護師協会
患者ケア、看護および健康に関する研究の実施、普及、活用を支援するため、同僚と協力する。	研究の方法論、研究倫理、研究評価について指導する。看護の知見の探究と進歩のため、研究の実施、普及、活用、評価を行う。	看護研究および学術的調査の情報を用いて、所信声明や指針、政策、基準を策定する。
看護師にとって望ましい社会経済的条件と労働条件を推進する連帯と協力を育むため、自国の看護師協会への入会を促進する。	学習者に対し、看護職能団体および国際的な看護の協力の本質、機能、重要性を強調する。	看護職能団体に加入することの重要性を広く伝え、各国看護師協会への参加を促す。
パンデミックや紛争などの切迫した危機において、倫理的に行動し、道徳的苦悩に対処するための戦略を策定する。	連帯と公共の利益に対する幅広い視野を持って、グローバルな問題に地域で対応できる学生を育てる。特に乳幼児や脆弱な高齢者、拘留者、経済的に恵まれない人々、人身売買の被害者、避難民、難民などの健康格差について取り上げる。	現下の緊急の社会正義の問題に対応するため、国際的な組織と協力する。
いじめや暴力、セクシャルハラスメント、過労、安全、インシデント管理といった職場の問題に関する指針を策定する。あらゆる状況における倫理と職場の倫理的問題に関する研究に参加する。	不健全な労働環境の特定や、レジリエンスのある健康的な職場コミュニティを形成するスキルを指導する。看護専門職全体の職場の倫理的問題に関する研究を実施する。	公平で適切な労働条件の実現に向け、影響力を与え、働きかけ、交渉する。職場の問題に対応するため、所信声明と指針を策定する。
緊急事態や災害、紛争、エピデミック、パンデミック、資源の枯渇に備え、対応する。	ハイリスクで困難な環境にある人々や集団へのケアリングに必須な要素を教育カリキュラムに含める。	保健医療の緊急事態において、保健医療従事者の健康、安全、ウェルビーイングが優先され保護されることを擁護し、政府および保健医療機関に働きかける。
国籍、人種、民族、言語に関わらず、他の文化や国にルーツのある同僚に対して、差別のない行動をとる。	看護師の倫理的な採用を支持するため、WHO の「保健医療人材の国際採用に関する世界実施規範」の原則を指導する。	看護師の倫理的な採用を推進し、移民看護師の雇用に対する障害を軽減するため、政府や免許授与機関と協力する。

4．看護師とグローバルヘルス

4.1　看護師は、すべての人の保健医療へのユニバーサルアクセスの権利を人権として尊重し支持する。

4.2 看護師は、すべての人間の尊厳、自由および価値を支持し、人身売買や児童労働をはじめとするあらゆる形の搾取に反対する。

4.3 看護師は、健全な保健医療政策の立案を主導または貢献する。

4.4 看護師は、ポピュレーションヘルスに貢献し、国際連合（UN）の持続可能な開発目標（SDGs）の達成に取り組む。（UN n.d.）

4.5 看護師は、健康の社会的決定要因の重要性を認識する。看護師は、社会的決定要因に対応する政策や事業に貢献し、擁護する。

4.6 看護師は、自然環境の保全、維持および保護のために協力・実践し、気候変動を例とする環境の悪化が健康に及ぼす影響を認識する。看護師は、健康とウェルビーイングを増進するため、環境に有害な実践を削減するイニシアチブを擁護する。

4.7 看護師は、人権、公平性および公正性における、その責任の遂行と、公共の利益と地球環境の健全化の推進とにより、他の保健医療・ソーシャルケアの専門職や一般市民と協力して正義の原則を守る。

4.8 看護師は、グローバルヘルスを整備・維持し、そのための政策と原則を実現するために、国を越えて協力する。

「ICN 看護師の倫理綱領」の基本領域別の適用方法　#4：看護師とグローバルヘルス		
看護師、看護リーダーおよび看護管理者	教育者および研究者	各国看護師協会
人身売買の防止や発見、脆弱な集団の支援、普通教育の提供、飢餓と貧困の軽減など、人権活動に参加する。	人権、SDGs、ケアへのユニバーサルアクセス、文化に適したケア、市民としての責任、公平性、社会正義・環境正義を教育カリキュラムに含める。	看護規制機関やボランティア団体、国際機関と協力し、人権、環境正義、国際平和を支持する所信声明や指針を策定する。
現行および新たなテクノロジーを含むグローバルヘルスに関して、自己と同僚を教育する。テクノロジーや科学進歩について、安全性、尊厳、プライバシー、秘密性、人権に適合した倫理的な活用を擁護する。	革新的な機器、ロボット、遺伝学、ゲノミクス、幹細胞技術、臓器提供を含む、多様なテクノロジーや新たな実践の利用について、その短期・長期の倫理上の影響を評価する機会を追求する。	テクノロジーと科学進歩について、国内の保健医療・社会規範と背景に照らし、倫理的な利用に関する法律と政策の策定に寄与する。
気候変動が人々の健康と地球に与える負の影響について、知識を獲得し普及する。	気候変動の事実と健康に与える影響について、また、政策・制度レベルで気候の健全化を支援する多くの機会について、指導する。	病院や保健医療産業が環境に与える影響を軽減し、集団の健康に負の影響を及ぼす気候変動に対処するための法整備に参画する。
看護専門職の価値観に合致したポピュレーションヘルスの促進のため、ソーシャルメディアやテクノロジーの倫理的かつ効率的な利用を支持する。	予防計画、公衆衛生教育、集団の健康とウェルビーイングのため、ソーシャルメディアを含む新しいテクノロジーの発展、実施、評価に参画する。国連の SDGs を支援する教育カリキュラムを作成し、研究を行なう。	ポピュレーションヘルスに関わる国連の SDGs について知識を更新し、認識を高め、これらの目標達成に向けた看護の関与を積極的に戦略化する。

| 貧困、食料安全保障、シェルター、移民、ジェンダー、階級、民族、人種、環境衛生、尊厳ある労働、教育など、健康に影響を与える地域・世界の問題について行動する。 | ジェンダー、民族、人種、文化、不平等、差別など、健康に影響を与える社会政治的・経済的問題について指導する。
個人と集団の健康と疾病の原因となる社会政治的因子を研究する。 | 国内外の看護団体と協力し、<u>健康の社会経済的決定要因に対処</u>する政策や法律を策定する。 |
| 平和、平和外交、平和構築の概念を日々の実践に取り入れる。 | 地域社会および世界における平和外交と平和構築のための教育や研究を行う。 | 世界平和と正義を推進し、疾病の要因を改善するため、世界・国・地域レベルで政府や看護機関と協力する。 |

「ICN 看護師の倫理綱領」：専門職の価値観

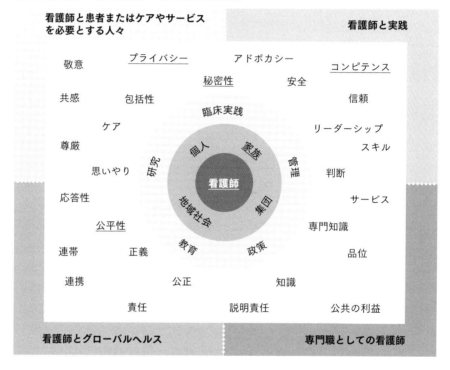

「ICN 看護師の倫理綱領」で使用される用語の解説

擁護する（Advocate）権利および大義を積極的に支援すること。自身の意見を述べる者、または声を上げられない他者に代わって意見を述べる者を支援すること。アドボカシーは、最終的には、当事者自身からの同意を得て実行されるものである。

コンピテンス（Competence）看護師が所定の役割と状況において安全かつ倫理的に実践するために求められる、知識、スキル、判断および特性が統合されたもの。

秘密性（Confidentiality）秘密性とは、患者情報をその患者のケアと関わりのない第三者と共有しないという看護師の職責を指す。これは限定的な職責であり、法律や規則が優先される場合がある（例：特定の疾病の報告義務）。

良心的拒否（Conscientious objection）求められた行動への関与を拒否すること、または個人の道徳観を脅かす種類の介入（例：中絶、性別適合手術、臓器移植）への関与の免除を求めること。また、特定の患者に不適切、あるいは患者の意思を無視していると考えられる行動や介入への関与の拒否も含まれる。

協働者（Co-workers）看護師ならびに、他の保健医療・非保健医療領域の専門職および非専門職。

環境正義（Environmental justice）環境正義は、利益（例：清浄な水、緑地、きれいな空気）の公平な分配と、負担（例：有毒廃棄物、騒音、工業大気汚染）の安全かつ公平な分担を求める。これには、持続可能性、代表者の参加、環境差別の回避も含まれる。

公平性（Equity）公平性は、社会正義の一側面である。社会の特定の層に健康格差をもたらすような制度的な不利益がない状態をいう。人権が十分に認められるためには、公平性が不可欠である。

倫理（Ethics）哲学の一分野。応用規範倫理学は、保健医療や職業倫理の中で最も広く活用されており、社会・地域社会・個人の各レベルで、「道徳的義務（ought）」を決定する際に役立つ。また、人権や国際協力、気候変動、世界規模のパンデミック、社会構造的格差といった幅広い社会問題を扱う。

エビデンスを用いた実践（Evidence-informed practice）エビデンスを用いた実践とは、情報を参照して臨床決定を行うためのプロセスをいう。研究のエビデンスは、臨床経験や患者の価値観、意向、状況と統合される。（Woodbury & Kuhnke 2014）

家族（Family）血縁関係、親族、情緒的あるいは法的な関係で結ばれた人々により構成される社会単位

実践への適性（Fitness to practice）自身の業務を安全かつ効果的に行うためのスキル、知識、健康および人格を有していること。（UK NMC 2021）

遺伝学（Genetics）生物における単一遺伝子、遺伝的多様性、遺伝の研究。

ゲノミクス（Genomics）ヒトの全遺伝子情報の1セットである「ゲノム」の研究をいい、健康や薬剤反応性、遺伝子間の相互作用、環境との相互作用などに影響する変異を見つけることを目的とする。

人権（Human rights）人権とは、国籍、性別、出身国、民族、皮膚の色、宗教、言語、その他いかなる地位とも関係なく、すべての個人に固有の権利をいう。人権は、生存権という最も根本的な権利から、食糧、教育、労働、健康、健全な生活条件、自由の権利まで多岐にわたる。（OHCHR n.d. から改編）

各国看護師協会（National Nurses Associations；NNAs）看護師と看護の継続的な発展について、明確化、研究、教育および推進を行う各国の看護職能団体。

看護師（Nurse）看護師とは、基礎的で総合的な看護教育の課程を修了し、自国で看護を実践するよう適切な統制機関から権限を与えられている者である。看護基礎教育とは、一般看護実践、リーダーシップの役割、そして専門領域あるいは高度な看護実践のための卒後教育に向けて、行動科学、生命科学および看護科学における広範囲で確実な基礎を提供する、正規に認定された学習プログラムである。看護師とは以下のことを行うよう養成され、権限を与えられている。（1）健康の増進、疾病の予防、そしてあらゆる年齢およびあらゆるヘルスケアの場および地域社会における、身体的、精神的に健康でない人々および障害のある人々へのケアを含めた全体的な看護実践

領域に従事すること；(2) ヘルスケアの指導を行うこと；(3) ヘルスケア・チームの一員として十分に参加すること；(4) 看護およびヘルスケア補助者を監督し、訓練すること；(5) 研究に従事すること。(ICN 1987)

看護管理者（Nurse manager）看護管理者は、看護ユニットの日々の運営に責任を負い、特定のユニットまたは部門の看護職員を監督する。

個人情報（Personal Information）職務上、知り得た情報のうち、個人や家族のプライバシーに関わるもので、公開されるとプライバシー権の侵害になりうるもの、または、その個人や家族に不都合や困惑、損害をもたらしうるものをいう。

パーソン・センタード・ケア（Person-centerd care）文化的・宗教的信条など、患者の特性、属性および意向を重視・尊重し、これらを看護ケア、サービスあるいはプログラムデザインの計画と実施に取り入れること。

職務上の関係（Professional relationship）職務上の関係とは、人と人との間で継続的に行われる相互作用であり、適用される倫理基準のもとで適切と考えられる一連の確立された境界や制限を遵守するものである。

プライマリ・ヘルスケア（Primary Health Care）プライマリ・ヘルスケアとは、個人・家族・地域社会のニーズや意向を中心に掲げた、健康とウェルビーイングに対する社会全体のアプローチをいう。より広範な健康の決定要因に対処し、身体的・精神的・社会的な健康とウェルビーイングの包括的で相互に関連する側面を重視する。(WHO 2019)

プライバシー（Privacy）プライバシーとは、個人的な問題、情報あるいは本人の身体に対して侵害を受けない権利をいう。

関連するグループ（Related groups）個人、家族あるいは地域社会にサービスを提供し、望ましい目標達成を目指して働く、他の看護師や保健医療従事者あるいは専門職集団。

自己決定（Self-determination）自己の自律的な決定が尊重される権利。自己決定は、絶対的ではない。認知的・感情的能力不足、成人年齢、自傷他害の可能性、他者の自由の侵害などによって制限される場合がある。

セルフリフレクション（Self-reflection）自己の考え、計画および行動を、倫理的責任や倫理指針との関連で評価できる能力。

健康の社会的決定要因（Social determinants of health）人が生まれ、育ち、暮らし、働き、年老いていく社会の状況。これらの環境は、世界・国・地域レベルでの金銭や権力、資源の分配によって左右される。健康の社会的決定要因は、健康の不平等、すなわち国内・国家間で見られる不当かつ回避可能な健康状態の格差の主な原因となっている。(WHO 2020)

社会正義（Social justice）社会および専門職のための公平と平等を達成すること（ICN 戦略計画 2019-2023）。社会正義は、社会的利益・便益の公平な分配と、社会的負担の公平な分配とを等しく求める公正性のひとつの形であり、普遍的な人権を支持する。社会的不平等は、社会的に最も不利な立場にある人々の利益のためにのみ存在しうる。社会正義は、国民か否かを問わず、すべての人に適用される。

ソーシャルメディア（Social media）ソーシャルメディアは、テクノロジーに基づくツールを通じた社会的交流の総称で、その多くはオンラインで行われる。これには、インターネット上のフォーラムやブログ、Facebook、Twitter、Instagram、LinkedIn などのネットワークサイトが含まれるが、これらに限定されない。(Institute of Business Ethics 2019)

持続可能な開発目標（Sustainable Development Goals）「持続可能な開発目標」^{編集部注}は、すべての人にとってより良く、より持続可能な未来を達成するための詳細な計画である。貧困、不平等、気候変動、環境問題、平和、正義など、我々が直面する世界的な問題に対応している。17 の目標

編集部注 出典元である日本看護協会および国際看護師協会のサイトにおいては、「持続可能な開発目標」から国際連合の SDGs のサイト（https://sdgs.un.org/goals）にリンクがはられている。

はすべて相互に関係しており、誰ひとりとして取り残さないためには、そのすべてを 2030 年までに達成することが重要である。（UN n.d.）

価値観（Values）看護における価値観とは、看護専門職によって、また、看護師と患者の関係において探求される目標をいう。これには、たとえば、健康、尊厳、敬意、慈悲、公平性、包括性などが含まれる。一部の価値観（目標）は、義務（行動）や人格の特性（美徳）でもある。

参考資料

Institute of Business Ethics (2019). The Ethical Challenges and Opportunities of Social Media Use. Business Ethics Briefing. 2 May 2019. Retrieved from:
https://www.ibe.org.uk/resource/the-ethical-challenges-and-opportunities-of-social-media-use.html

International Council of Nurses (1987). Definition of a nurse. Available at:
https://www.icn.ch/nursing-policy/nursing-definitions

Office of the High Commissioner for Human Rights (n.d.). What are human rights? Retrieved from:
https://www.ohchr.org/en/issues/pages/whatarehumanrights.aspx

United Kingdom Nursing & Midwifery Council (2021). What is fitness to practice? Retrieved from:
https://www.nmc.org.uk/concerns-nurses-midwives/dealing-concerns/what-is-fitness-to-practise/

United Nations (n.d.). About the Sustainable Development Goals. Retrieved from:
https://www.un.org/sustainabledevelopment/sustainable-development-goals/

Woodbury MG & Kuhnke JL (2014). Evidence-based practice vs Evidence-informed practice. What's the Difference? Wound Care Canada. Vol 12, Number q, Spring 2014. Retrieved from:
https://torontocentreforneonatalhealth.com/wp-content/uploads/2019/09/Article-Whatsthedifference.pdf

World Health Organization (2019). Primary Health Care Key Facts. Retrieved from
https://www.who.int/news-room/fact-sheets/detail/primary-health-care

World Health Organization (2020). Social determinants of health. Retrieved from:
https://www.who.int/gender-equity-rights/understanding/sdh-definition/en/#:~:text=Social%20determinants%20of%20health%E2%80%93The,global%2C%20national%20and%20local%20levels.

助産師の倫理綱領

国際助産師連盟 2008 年／改訂 2014 年

前　文

国際助産師連盟（ICM）の目的は、専門職としての助産師の育成や教育、適切な活用を通じ、世界中の女性や乳児および家族に提供されるケアの水準を向上させることである。この目的に沿い、ICM は、助産師の教育、実践、研究を行う上での指針として以下の倫理綱領を示している。この倫理綱領は、女性を人権を持つ人として尊重し、全ての人々のための正義と保健医療へのアクセスにおける公平性を追求するもので、社会を構成する全ての人々による、お互いへの敬意や信頼、権利の尊重といった相互関係に基づいている。

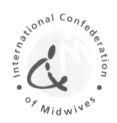

倫理綱領は、家族や地域社会内の女性と新生児の健康や福祉を増進するため、ICM のミッションや助産師の定義、ICM 世界基準に沿って助産師の倫理的義務を示すものである。このようなケアには、妊娠前の時期から更年期、そして、人生の終末までを通じた女性のリプロダクティブ・ライフサイクルを含む場合もある。これらの義務には、どのように助産師が他者と関わり、助産を実践し、専門職としての責任と職務を担い、そして助産師がどうあるべきかという点に関連して、ICM の目的と目標を達成する助産師の倫理的な義務が含まれる。

綱　領

Ⅰ．助産における関係性

    a. 助産師は、一人一人の女性とのパートナーシップを築き、女性が情報を得た上での意思決定や、発展する医療ケアに関する計画への同意、自己の選択による結果への責任を引き受けられるように、関連情報を共有する。

    b. 助産師は、女性あるいは家族が、自らが受けるケアについての決定に積極的にかかわる権利を支援する。

    c. 助産師は、それぞれの文化・社会において女性と家族の健康に影響を与える問題に対して、女性および家族が自らの考えをのべられるようにその力を高める。

d. 助産師は、女性と共に、医療サービスに対する女性のニーズを明確にし、優先順位や供給状況を考慮した上で資源が確実に公平な形で配当されるよう、政策機関や資金提供機関と協働する。

e. 助産師は、専門職としての役割を果たす上で互いに支援、支持し合い、自己および他の助産師の自尊心を積極的に育む。

f. 助産師は、他の医療職種と敬意を持って協働し、女性のケアに対するニーズが助産師の能力を超える場合には、必要に応じて相談や紹介を行う。

g. 助産師は、実践において関係する人々の協働が必要であることを認識し、内在する対立の解決に積極的に努める。

h. 助産師は、道徳的価値をもつ人間として自己に対する責任があり、道徳的に自己を尊重し、人格を保つ義務がある。

II．助産の実践

a. 助産師は、女性および出産をむかえる家族にケアを行う際に、文化的多様性を尊重するとともに、その文化における有害な慣習をなくすよう働きかける。

b. 助産師はいかなる場合においても妊娠・出産によって女性や女児が傷つくことがあってはならないという最低限の認識を奨励する。

c. 助産師は、あらゆる環境や文化において安全な助産実践を行うための能力を維持するため、最新で根拠に基づいた専門的知識を活用する。

d. 助産師は、保健医療を求める女性に対し、彼女たちがいかなる状況にあっても、心理的・身体的・感情的・信条的なニーズに応える（不当差別の禁止）。

e. 助産師は、あらゆるライフステージの女性、家族、他の保健医療専門職に対して、健康増進の効果的な役割モデルとして行動する。

f. 助産師は、助産師としてのキャリア全体を通し、自己の成長や、知的・専門的成長を積極的に目指し、その成長を自らの助産業務に反映させる。

III．専門職としての助産師の責任

a. 助産師は、プライバシーの権利を保護するため、クライアント情報の秘密を守り、法律で義務付けられている場合を除き、その情報を共有する場合には適切な判断に基づいて行う。

b. 助産師は、自己の決定と行動に対する責任を有し、女性へのケアの結果について、説明する責任がある。

c. 助産師は、自らが道徳的に強く抵抗を感じる活動に対し、参加しないことを決定することができる。しかし、助産師個人の良心を重視することにより、女性に必要不可欠な医療サービスを受ける機会を奪うことがあってはならない。

d. 助産師は、サービスの依頼に対して助産師自身の道徳的な抵抗感がある場合には、そのサービスを提供できる医療機関に女性を紹介する。

e. 助産師は、倫理や人権の侵害が女性や新生児の健康にもたらす悪影響について理解し、そのような侵害をなくすよう働きかける。

f. 助産師は、全ての女性および出産を迎える家族の健康を増進する医療政策の策定と実施に携わる。

Ⅳ．助産の知識と実践の発展

a. 助産師は、助産の知識の発展は、人としての女性の権利を保護する活動に裏付けられるものであることを保証する。

b. 助産師は、助産師間の相互評価や研究など様々な過程を通じて、助産の知識を発展させ、共有する。

c. 助産師は、助産師を目指す学生への正式な教育や、助産師の継続教育に貢献する。

2008 年、グラスゴーでの国際評議会において採択

2014 年、プラハでの国際評議会において見直し、採択

次回見直し予定：2020 年

2016 年公益社団法人日本看護協会、公益社団法人日本助産師会、一般社団法人日本助産学会訳

ミニコラム ▶ 倫理綱領や権利宣言を定めている団体 / 組織は？

「看護職の倫理綱領」（日本看護協会：本書 p.58 ～ 63 参照）では、その前文で、同倫理綱領を、看護職の行動指針であり、実践を振り返る基盤であり、さらには看護の実践について専門職として引き受ける責任の範囲を社会に対して明示するものであると位置づけています。このように職能団体等が職能自らの行動を律するものとして倫理綱領を定めることは、看護職能団体のみならずその他の医療関係団体においても広く行われています（例：「医の倫理綱領」日本医師会；本書 p.46 参照）。

また、医療や看護を受ける患者・利用者の権利および自律性を保証するために権利宣言を表明する医療関係団体もあります。例えば、「患者の権利に関するリスボン宣言」（世界医師会：本書 p.89 ～ 92）では、医師・医療従事者・医療施設が患者の権利を認識し擁護していく上で、共同の責任を担っていると謳われており、医師等に患者のアドボケーター（権利擁護者）たることを求めています。

▶「倫理綱領」や「権利宣言」を定めている医療関係団体には、どのようなものがありますか。

▶それらは、それぞれの専門職にとって、どのように位置づけられていますか。

▶「倫理綱領」においては、日本看護協会や国際看護師協会の例にも見られるように、制定後、改訂が行われる場合がありますが、それにはどのような背景や経緯があったのでしょうか。

▶看護者・医療従事者等が自らの行動を律し、患者・クライアント等の権利を擁護することには、どのような意義があると考えられますか。

世界人権宣言

国際連合 1948 年

前　文

人類社会のすべての構成員の固有の尊厳と、

平等で譲ることのできない権利とを承認することは、

世界における自由、正義及び平和の基礎であるので、

人権の無視と軽侮とは、人類の良心をふみにじった野蛮行為を生ぜしめ、

また、人間が言論及び信仰の自由と恐怖及び欠乏からの自由とを享有する世界の出現は、

一般の人々の最高の願望として宣言されたので、

人間が専制と圧迫とに対する最後の手段として

反逆に訴えざるを得ないものであってはならないならば、

人権は法の支配によって保護されなければならないことが、肝要であるので、

各国間の友好関係の発展を促進することは、肝要であるので、

国際連合の諸国民は、基本的人権、人身の尊厳及び価値並びに男女の同権に関する

その信念を憲章において再び確認し、且つ、

一層大きな自由の中で社会的進歩と生活水準の向上とを促進することを決意したので、

加盟国は、人権及び基本的自由の世界的な尊重及び遵守の促進を

国際連合と協力して達成することを誓約したので、

これらの権利と自由とに関する

共通の理解は、この誓約の完全な実現のために最も重要であるので、

よって、ここに、総会は、社会の各個人及び各機関が、

加盟国自身の人民の間及び加盟国の管轄下にある地域の人民の間において、

これらの権利と自由との尊重を教育及び教化によって促進すること並びに

その世界的で有効な承認と遵守との国内及び国際の漸進的措置によって確保することに、

この人権に関する世界宣言を常に念頭に置きつつ、努力するように、

すべての人民とすべての国とが達成すべき共通の基準として、この宣言を布告する。

第1条　すべて人間は、生まれながら自由で、尊厳と権利とについて平等である。人間は、理性と良心とを授けられており、同胞の精神をもって互いに行動しなければならない。

第2条　1　何人も、人種、皮膚の色、性、言語、宗教、政治上若しくは他の意見、

　　　　国民的若しくは社会的出身、財産、門地又は他の地位というようないかなる種類の差別も受けることなしに、この宣言に掲げられているすべての権利と自由とを享有する権利を有する。

　　2　なお、個人の属する国又は地域が独立地域であると、信託統治地域であると、非自治地域であると、その他の何らかの主権制限の下にあるとを問わず、その国又は地域の政治上、管轄上又は国際上の地位に基づくいかなる差別も設けてはならない。

第3条　何人も、生存、自由及び身体の安全を享有する権利を有する。

第4条　何人も、奴隷又は苦役の下に置かれることはない。奴隷及び奴隷売買は、いかなる形式においても禁止する。

第5条　何人も、拷問又は残虐な、非人道的な若しくは体面を汚す待遇若しくは刑罰を受けることはない。

第6条　何人も、法の前において、いかなる場所においても、人として認められる権利を有する。

第7条　すべての人は、法の前において平等であり、また、いかなる差別もなしに法の平等な保護を受ける権利を有する。すべての人は、この宣言に違反するいかなる差別に対しても、また、このような差別のいかなる教唆に対しても、平等な保護を受ける権利を有する。

第8条　何人も、憲法又は法律が与えた基本的権利を侵害する行為に対して、権限ある国内裁判所による効果的な救済を受ける権利を有する。

第9条　何人も、ほしいままに逮捕され、拘禁され、又は追放されることはない。

第10条　何人も、その権利及び義務並びに自己に対する刑事上の告訴についての決定に当たって、独立の公平な裁判所による公正な公開の審理を完全に平等に受ける権利を有する。

第11条　1　何人も、刑事犯罪の告訴を受けたものは、自己の弁護に必要なすべての保障を与えられた公開の裁判において法律に従って有罪と立証されるまでは、無罪と推定される権利を有する。

　　　　2　何人も、行われた時には国内法によっても国際法によっても刑事犯罪を構成しなかった行為又は不作為のために刑事犯罪について有罪と判決されることはない。また、当該刑事犯罪が行われた時に適用されるものであった刑罰よりも重い刑罰は、科してはならない。

第12条　何人も、その私事、家族、家庭若しくは通信に対する専断的な干渉又はその名誉及び信用に対する攻撃を受けることはない。何人も、この干渉又は攻撃に対して法の保護を受ける権利を有する。

第13条　1　何人も、各国の境界内において移転及び居住の自由を享有する権利を有する。

　　　　2　何人も自国を含むいずれの国をも去り及び自国に帰る権利を有する。

第14条　1　何人も、迫害からの保護を他国において求め、且つ、享有する権利を有する。

　　　　2　上の権利は、非政治的犯罪又は国際連合の目的及び原則に反する行為を真の原因とする訴追の場合には、採用することはできない。

第15条　1　何人も、国籍を有する権利を有する。

2　何人も、ほしいままに、その国籍を奪われ、又はその国籍を変更する権利を否認されることはない。

第16条　1　成年の男女は、人種、国籍又は宗教に因るいかなる制限をも受けないで、婚姻し、且つ、家庭を設ける権利を有する。成年の男女は、婚姻中及びその解消の際に、婚姻に関し平等の権利を有する。

2　婚姻は、配偶者となる意思を有する者の自由、且つ完全な同意のみによって成立する。

3　家庭は、社会の自然且つ基本的な集団単位であって、社会及び国の保護を受ける権利を有する。

第17条　1　何人も、単独で及び他者と共同して、財産を所有する権利を有する。

2　何人も、その財産をほしいままに奪われることはない。

第18条　何人も、思想、良心及び宗教の自由を享有する権利を有する。この権利は、その宗教又は信念を変更する自由、並びに単独に又は他の者と共同して、また公に又は私に、教育、行事、礼拝及び儀式執行によってその宗教又は信念を表明する自由を含む。

第19条　何人も、意見及び発表の自由を享有する権利を有する。この権利は、干渉を受けないで自己の意見をいだく自由並びに、あらゆる手段によって、且つ、国境にかかわらず、情報及び思想を求め、受け、且つ、伝える自由を含む。

第20条　1　何人も、平和的な集会及び結社の自由を享有する権利を有する。

2　何人も、結社に属することを強制されることはない。

第21条　1　何人も、直接に又は自由に選出される代表者を通じて、自国の統治に参与する権利を有する。

2　何人も、自国において、ひとしく公務につく権利を有する。

3　人民の意思が、統治の権力の基礎でなければならない。この意思は、定期の真正な選挙によって表明されなければならない。
　　　　この選挙は、平等の普通選挙によるものでなければならず、且つ、秘密投票又はこれと同等の自由な投票手続によって行われなければならない。

第22条　何人も、社会の一員として社会保障を受ける権利を有し、且つ、国家的努力及び国際的協力を通じ、また、各国の組織及び資源に応じて、自己の尊厳と自己の人格の自由な発展とに欠くことのできない経済的、社会的及び文化的権利を実現する権利を有する。

第23条　1　何人も、労働し、職業を自由に選択し、公正、且つ、有利な労働条件を得及び失業に対する保護を受ける権利を有する。

2　何人も、いかなる差別も受けないで、同等の労働に対し、同等の報酬を受ける権利を有する。

3　何人も、労働するものは、人間の尊厳にふさわしい生活を自己及び家族に対して保障し且つ、必要な場合には、他の社会的保障手段によって補足され、且つ、有利な報酬を受ける権利を有する。

4　何人も、その利益の保護のために、労働組合を組織し、及びこれに加入する権利を有する。

第24条　何人も、労働時間の合理的な制限と定期的な有給休暇とを含む休息及び余暇をうる権利を有する。

第25条　1　何人も、衣食住、医療及び必要な社会的施設を含む自己及び家族の健康及び福利のために充分な生活水準を享有する権利並びに失業、疾病、能力喪失、配偶者の喪失、老齢、又は不可抗力に基づく他の生活不能の場合に保障を受ける権利を有する。

　　　2　母と子とは、特別の保護及び援助を受ける権利を有する。すべての児童は、嫡出であるかどうかを問わず、同一の社会的保護を享有する。

第26条　1　何人も、教育を受ける権利を有する。教育は、少なくとも初等、且つ、基礎的の段階においては、無償でなければならない。初等教育は、義務的でなければならない。技術教育及び職業教育は、一般が受けることのできるものとし、また、高等教育は、能力本位で、すべての者にひとしく開放しなければならない。

　　　2　教育は、人格の完全な発展と人権及び基本的自由の尊重と強化とを目的としなければならない。教育は、すべての国及び人種的又は宗教的団体の間における理解、寛容及び友好関係を増進し、且つ、平和の維持のための国際連合の活動を促進しなければならない。

　　　3　親は、その子に与えられる教育の種類を選択する優先的権利を有する。

第27条　1　何人も、自由に、社会の文化活動に参加し、芸術をたのしみ、且つ、科学の進歩とそれの恩恵とにあずかる権利を有する。

　　　2　何人も、その創作した科学的、文学的又は美術的な製作品から生ずる無形及び有形の利益の保護を受ける権利を有する。

第28条　何人も、この宣言に掲げられている権利及び自由が完全に実現されうる社会的及び国際的な秩序を享有する権利を有する。

第29条　1　何人も、その人格の自由且つ完全な発達がその中にあってのみ可能である社会に対して義務を負う。

　　　2　何人も、権利及び自由を行使するに当たっては、他人の権利及び自由の妥当な承認及び尊重を保障すること並びに民主的社会における道徳、公の秩序及び一般の福祉の正当な要求を充足することをもっぱら目的として法律が規定している制限のみに従わなければならない。

　　　3　これらの権利及び自由は、いかなる場合にも、国際連合の目的と原則とに反して行使してはならない。

第30条　この宣言は、いずれかの国、団体又は個人がこの宣言に掲げられている権利及び自由のいずれかを破壊することを目的とする活動に従事し、又は右の目的を有する行為を遂行するいかなる権利をも、包含しているものと解釈してはならない。

　　　　　　　　　　　　　　　（1948 年 12 月 10 日 第 3 回国連総会において採択）

児童権利宣言

国際連合 1959 年

前　文

　国際連合の諸国民は、国際連合憲章において、基本的人権と人間の尊厳及び価値とに関する信念をあらためて確認し、かつ、一層大きな自由の中で社会的進歩と生活水準の向上とを促進することを決意したので、

　国際連合は、世界人権宣言において、すべて人は、人種、皮膚の色、性、言語、宗教、政治上その他の意見、国民的若しくは社会的出身、財産、門地その他の地位又はこれに類するいかなる事由による差別をも受けることなく、同宣言に掲げるすべての権利と自由とを享有する権利を有すると宣言したので、

　児童は、身体的及び精神的に未熟であるため、その出生の前後において、適当な法律上の保護を含めて、特別にこれを守り、かつ、世話することが必要であるので、

　このような特別の保護が必要であることは、1924 年のジュネーヴ児童権利宣言に述べられており、また世界人権宣言並びに児童の福祉に関係のある専門機関及び国際機関の規約により認められているので、

　人類は児童に対し、最善のものを与える義務を負うものであるので、

　よって、ここに、国際連合総会は、

　児童が、幸福な生活を送り、かつ、自己と社会の福利のためにこの宣言に掲げる権利と自由を享有することができるようにするため、この児童権利宣言を公布し、また、両親、個人としての男女、民間団体、地方行政機関及び政府に対し、これらの権利を認識し、次の原則に従って漸進的に執られる立法その他の措置によってこれらの権利を守るよう努力することを要請する。

第1条　児童は、この宣言に掲げるすべての権利を有する。すべての児童は、いかなる例外もなく、自己又はその家庭のいづれについても、その人種、皮膚の色、性、言語、宗教、政治上その他の意見、国民的若しくは社会的出身、財産、門地その他の地位のため差別を受けることなく、これらの権利を与えられなければならない。

第2条　児童は、特別の保護を受け、また、健全、かつ、正常な方法及び自由と尊厳の状態の下で身体的、知能的、道徳的、精神的及び社会的に成長することができるための機会及び便益を、法律その他の手段によって与えられなければならない。この目的のために法律を制定するに当っては、児童の最善の利益について、最善の考

慮が払われなければならない。

第3条　児童は、その出生の時から姓名及び国籍をもつ権利を有する。

第4条　児童は、社会保障の恩恵を受ける権利を有する。児童は、健康に発育し、かつ、成長する権利を有する。この目的のため、児童とその母は、出産前後の適当な世話を含む特別の世話及び保護を与えられなければならない。児童は、適当な栄養、住居、レクリエーション及び医療を与えられる権利を有する。

第5条　身体的、精神的又は社会的に障害のある児童は、その特殊な事情により必要とされる特別の治療、教育及び保護を与えられなければならない。

第6条　児童は、その人格の完全な、かつ、調和した発展のため、愛情と理解とを必要とする。児童は、できるかぎり、その両親の愛護と責任の下で、また、いかなる場合においても、愛情と道徳的及び物質的保障とのある環境の下で育てられなければならない。幼児は、例外的な場合を除き、その母から引き離されてはならない。社会及び公の機関は、家庭のない児童及び適当な生活維持の方法のない児童に対して特別の養護を与える義務を有する。子供の多い家庭に属する児童については、その援助のため、国その他の機関による費用の負担が望ましい。

第7条　児童は、教育を受ける権利を有する。その教育は、少なくとも初等の段階においては、無償、かつ、義務的でなければならない。児童は、その一般的な教養を高め、機会均等の原則に基づいて、その能力、判断力並びに道徳的及び社会的責任感を発達させ、社会の有用な一員となりうるような教育を与えられなければならない。

　　児童の教育及び指導について責任を有する者は、児童の最善の利益をその指導の原則としなければならない。その責任は、まず第一に児童の両親にある。

　　児童は、遊戯及びレクリエーションのための充分な機会を与えられる権利を有する。その遊戯及びレクリエーションは、教育と同じような目的に向けられなければならない。社会及び公の機関は、この権利の享有を促進するために努力しなければならない。

第8条　児童は、あらゆる状況にあって、最初に保護及び救済を受けるべき者の中に含められなければならない。

第9条　児童は、あらゆる放任、虐待及び搾取から保護されなければならない。児童は、いかなる形態においても売買の対象にされてはならない。

　　児童は、適当な最低年齢に達する前に雇用されてはならない。児童は、いかなる場合にも、その健康及び教育に有害であり、又はその身体的、精神的若しくは道徳的発達を妨げる職業若しくは雇用に、従事させられ又は従事することを許されてはならない。

第10条　児童は、人種的、宗教的その他の形態による差別を助長するおそれのある慣行から保護されなければならない。児童は、理解、寛容、諸国民間の友愛、平和及び四海同胞の精神の下に、また、その力と才能が、人類のために捧げられるべきであるという充分な意識のなかで、育てられなければならない。

（1959 年 11 月 20 日 第 14 回国連総会において採択）

障害者の権利宣言

国際連合 1975 年

　総会では国際連合憲章のもとに、国連加盟諸国が国連と協力しつつ、生活水準の向上、完全雇用、経済・社会の進歩、発展の条件を促進することを目ざして、共同でまたは独自の行動を起こすという誓約に留意し、国際連合憲章に宣言してある人種、基本的自由及び平和、さらに人間の尊厳と価値及び社会正義の諸原則を誓約することを“再確認”し、

　世界人権宣言の諸原則、世界人権規約、児童憲章及び精神遅滞者の権利宣言、国際労働機関、国連教育科学文化機関、国際児童基金及び他の関係諸機関の規約、条約、勧告及び決議において、すでに社会発展を目的として定められた規準を“想起”し、「障害予防」及び「障害者のリハビリテーション」に関する 1975 年 5 月 6 日経済社会理事会決議第 1921（LV Ⅲ）をもまた“想起”し、

　社会の進歩、発展に関する宣言が心身障害者の権利を保護し、また福祉及びリハビリテーションを確保する必要性を宣言したことを“強調”し、

　身体及び精神障害を予防し、障害者ができる限り諸諸の活動分野において、その能力を発揮できるよう援助し、かつ、できる限り普通の生活に統合するよう促進する必要性を“認知”し、

　数か国においては、現在の発展段階では、この目的のために限られた努力しか払えないことを“認識”し、

　この「障害者の権利」を“宣言”し、かつ、これらの諸権利の保護のために共通な基礎、及び指針として使用されることを明確にするために、国内及び国家間の行動を要求する。

1　「障害者」という言葉は先天的か否かにかかわらず、身体的または精神的能力の欠如のために、普通の個人または社会生活に必要なことを、自分自身で完全、または部分的に行うことができない人のことを意味する。
2　障害者は、この宣言で言及されたすべての権利を享受する。これらの権利はいかなる例外もなく、人種、皮膚の色、性別、言語、宗教、政治的または、その他の意見、国または社会的身分、貧富、出生及び障害者自身または、その家族がおかれているいかなる状況下でも区別または、差別なく享受される。

3　障害者は、人間としての尊厳が尊重される生まれながらの権利を有している。障害者は障害の原因、特質及び程度にかかわらず、同年齢の市民と同様な基本的権利を持ち、このことは、まず第一に、できる限り普通の、また十分に満たされた、相応の生活を送ることができる権利を有することである。

4　障害者は、他の人々と同様に市民権及び政治的権利を持つ：「精神遅滞者の権利宣言」第7条は、精神障害者のこういった諸権利のいかなる制限または抑制にも適用される。

5　障害者は、できる限り、自立を目的とした施策を受ける資格がある。

6　障害者は、補装具を含む医学的、心理学的及び機能的治療を受け、医学的・社会的リハビリテーション、教育、職業教育、訓練リハビリテーション、介助、カウンセリング、職業あっ旋及びその他、障害者の能力と技能を最大限に開発でき、社会統合または、再統合する過程を促進させるようなサービスを受ける権利を有する。

7　障害者は、経済的・社会的保障を受け、生活水準の向上を保つ権利を有する。障害者は、その能力に従い保障を受け、雇用されまたは、有益で生産的かつ十分な報酬を受ける職業に従事し、労働組合に参加する権利を有する。

8　障害者は、経済・社会計画のすべての段階で個有のニーズが考慮される権利を有する。

9　障害者は、その家族または里親とともに生活し、すべての社会的・創造的活動または、レクリエーション活動に参加する権利を有する。障害者の住宅に関しては、障害者の状態によって必要とされ、あるいは、彼らがその状態から行う改善によって必要とされる場合以外、差別的な扱いをまぬがれる。もし、障害者が施設に入所する場合でも、そこでの環境や生活状態は同年齢の人の普通の生活にできるだけ似通ったものであるべきである。

10　障害者は、あらゆる規則、あらゆる搾取及び差別的、侮辱的または卑しい扱いから保護されるものである。

11　障害者は、その人格及び財産の保護のために法的援助が必要な場合は、それらを受けることができるようにされなければならない。もし障害者に対して訴訟が起こされた場合には、その手続きの過程では身体的・精神的状態が十分に考慮されるべきものである。

12　障害者の諸権利に関するすべての問題は、障害者の福祉を図る団体に有益な意見を求めるものとする。

13　この宣言で言及されている諸権利は、すべての適切な手段で、障害者、その家族及びコミュニティに、十分に知らしめるべきである。

（1975年12月9日　第30回国連総会において決議）

患者の権利に関する リスボン宣言

世界医師会 1981 年／修正 1995 年・編集上修正 2005 年

序　文

医師、患者およびより広い意味での社会との関係は、近年著しく変化してきた。医師は、常に自らの良心に従い、また常に患者の最善の利益のために行動すべきであると同時に、それと同等の努力を患者の自律性と正義を保証するために払わねばならない。以下に掲げる宣言は、医師が是認し推進する患者の主要な権利のいくつかを述べたものである。医師および医療従事者、または医療組織は、この権利を認識し、擁護していくうえで共同の責任を担っている。法律、政府の措置、あるいは他のいかなる行政や慣例であろうとも、患者の権利を否定する場合には、医師はこの権利を保障ないし回復させる適切な手段を講じるべきである。

原　則

1. 良質の医療を受ける権利

a. すべての人は、差別なしに適切な医療を受ける権利を有する。

b. すべての患者は、いかなる外部干渉も受けずに自由に臨床上および倫理上の判断を行うことを認識している医師から治療を受ける権利を有する。

c. 患者は、常にその最善の利益に即して治療を受けるものとする。患者が受ける治療は、一般的に受け入れられた医学的原則に沿って行われるものとする。

d. 質の保証は、常に医療のひとつの要素でなければならない。特に医師は、医療の質の擁護者たる責任を担うべきである。

e. 供給を限られた特定の治療に関して、それを必要とする患者間で選定を行わなければならない場合は、そのような患者はすべて治療を受けるための公平な選択手続きを受ける権利がある。その選択は、医学的基準に基づき、かつ差別なく行われなければならない。

f. 患者は、医療を継続して受ける権利を有する。医師は、医学的に必要とされる治療を行うにあたり、同じ患者の治療にあたっている他の医療提供者と協力す

る責務を有する。医師は、現在と異なる治療を行うために患者に対して適切な援助と十分な機会を与えることができないならば、今までの治療が医学的に引き続き必要とされる限り、患者の治療を中断してはならない。

2. 選択の自由の権利

a. 患者は、民間、公的部門を問わず、担当の医師、病院、あるいは保健サービス機関を自由に選択し、また変更する権利を有する。

b. 患者はいかなる治療段階においても、他の医師の意見を求める権利を有する。

3. 自己決定の権利

a. 患者は、自分自身に関わる自由な決定を行うための自己決定の権利を有する。医師は、患者に対してその決定のもたらす結果を知らせるものとする。

b. 精神的に判断能力のある成人患者は、いかなる診断上の手続きないし治療に対しても、同意を与えるかまたは差し控える権利を有する。患者は自分自身の決定を行ううえで必要とされる情報を得る権利を有する。患者は、検査ないし治療の目的、その結果が意味すること、そして同意を差し控えることの意味について明確に理解するべきである。

c. 患者は医学研究あるいは医学教育に参加することを拒絶する権利を有する。

4. 意識のない患者

a. 患者が意識不明かその他の理由で意思を表明できない場合は、法律上の権限を有する代理人から、可能な限りインフォームド・コンセントを得なければならない。

b. 法律上の権限を有する代理人がおらず、患者に対する医学的侵襲が緊急に必要とされる場合は、患者の同意があるものと推定する。ただし、その患者の事前の確固たる意思表示あるいは信念に基づいて、その状況における医学的侵襲に対し同意を拒絶することが明白かつ疑いのない場合を除く。

c. しかしながら、医師は自殺企図により意識を失っている患者の生命を救うよう常に努力すべきである。

5. 法的無能力の患者

a. 患者が未成年者あるいは法的無能力者の場合、法域によっては、法律上の権限を有する代理人の同意が必要とされる。それでもなお、患者の能力が許す限り、患者は意思決定に関与しなければならない。

b. 法的無能力の患者が合理的な判断をしうる場合、その意思決定は尊重されねばならず、かつ患者は法律上の権限を有する代理人に対する情報の開示を禁止する権利を有する。

c. 患者の代理人で法律上の権限を有する者、あるいは患者から権限を与えられた者が、医師の立場から見て、患者の最善の利益となる治療を禁止する場合、医

師はその決定に対して、関係する法的あるいはその他慣例に基づき、異議を申し立てるべきである。救急を要する場合、医師は患者の最善の利益に即して行動することを要する。

6．患者の意思に反する処置

患者の意思に反する診断上の処置あるいは治療は、特別に法律が認めるか医の倫理の諸原則に合致する場合には、例外的な事例としてのみ行うことができる。

7．情報に対する権利

a．患者は、いかなる医療上の記録であろうと、そこに記載されている自己の情報を受ける権利を有し、また症状についての医学的事実を含む健康状態に関して十分な説明を受ける権利を有する。しかしながら、患者の記録に含まれる第三者についての機密情報は、その者の同意なくしては患者に与えてはならない。

b．例外的に、情報が患者自身の生命あるいは健康に著しい危険をもたらす恐れがあると信ずるべき十分な理由がある場合は、その情報を患者に対して与えなくともよい。

c．情報は、その患者の文化に適した方法で、かつ患者が理解できる方法で与えられなければならない。

d．患者は、他人の生命の保護に必要とされていない場合に限り、その明確な要求に基づき情報を知らされない権利を有する。

e．患者は、必要があれば自分に代わって情報を受ける人を選択する権利を有する。

8．守秘義務に対する権利

a．患者の健康状態、症状、診断、予後および治療について個人を特定しうるあらゆる情報、ならびにその他個人のすべての情報は、患者の死後も秘密が守られなければならない。ただし、患者の子孫には、自らの健康上のリスクに関わる情報を得る権利もありうる。

b．秘密情報は、患者が明確な同意を与えるか、あるいは法律に明確に規定されている場合に限り開示することができる。情報は、患者が明らかに同意を与えていない場合は、厳密に「知る必要性」に基づいてのみ、他の医療提供者に開示することができる。

c．個人を特定しうるあらゆる患者のデータは保護されねばならない。データの保護のために、その保管形態は適切になされなければならない。個人を特定しうるデータが導き出せるようなその人の人体を形成する物質も同様に保護されねばならない。

9．健康教育を受ける権利

すべての人は、個人の健康と保健サービスの利用について、情報を与えられたうえでの選択が可能となるような健康教育を受ける権利がある。この教育に

は、健康的なライフスタイルや、疾病の予防および早期発見についての手法に関する情報が含まれていなければならない。健康に対するすべての人の自己責任が強調されるべきである。医師は教育的努力に積極的に関わっていく義務がある。

10. 尊厳に対する権利

a. 患者は、その文化および価値観を尊重されるように、その尊厳とプライバシーを守る権利は、医療と医学教育の場において常に尊重されるものとする。

b. 患者は、最新の医学知識に基づき苦痛を緩和される権利を有する。

c. 患者は、人間的な終末期ケアを受ける権利を有し、またできる限り尊厳を保ち、かつ安楽に死を迎えるためのあらゆる可能な助力を与えられる権利を有する。

11. 宗教的支援に対する権利

患者は、信仰する宗教の聖職者による支援を含む、精神的、道徳的慰問を受けるか受けないかを決める権利を有する。

1981年9月/10月、ポルトガル、リスボンにおける第34回WMA総会で採択
1995年9月、インドネシア、バリ島における第47回WMA総会で修正
2005年10月、チリ、サンティアゴにおける第171回WMA理事会で編集上修正
2015年、ノルウェー、オスローにおける第200回WMA理事会で再確認

（訳：日本医師会）

【関連資料】 病院憲章　　　　　　　　　　　　　　　　　**（日本病院会 1985年）**

1. 病院は、社会機能の一環として、公共的医療サービスを行う施設であり、地域の人々との健康と福祉を保証することを目的とする。

2. 病院は、生命の尊重と人間愛とを基本とし、常に医療水準の向上に努め、専門的倫理的医療を提供するものとする。

3. 病院は、利用しやすく、且つ、便宜を人びとに公正に分ち合うサービスを志向するものとする。

4. 病院は、患者中心の医療の心構えを堅持し、住民の満足を得られるように意欲ある活動をするものとする。

5. 病院は、地域医療体系に参加し、各々のもてる機能の連携により、合理的で効率的な医療の成果をあげることに努めるものとする。

看護業務基準
（2021年改訂版）

日本看護協会　2021年

はじめに

　平成7年（1995年）、日本看護協会は、保健師助産師看護師法で規定された全ての看護職に共通の看護実践の要求レベルと看護職の責務を示す「看護業務基準」を作成した。平成18年（2006年）には、変動する時代の要請に応えるよう改訂し、その際「看護業務基準」は看護を取り巻く状況変化等にあわせて見直していくことが必要との方針を示した。

　こうした経緯から、日本看護協会は「看護業務基準」見直しのため平成26年（2014年）〜28年（2016年）に特別委員会を設置し、まず「看護業務基準」のあり方の検討から着手した。

　わが国では少子超高齢化の進行、そして医療の高度化や国民意識の変化によって、医療・介護ニーズは増大するだけでなく、多様化・複雑化も進んでいる。また治療・療養の場に係る様々な施策・制度は、従来の病院完結型から地域完結型へと急速に舵を切る方向にあり、保健医療福祉サービスの提供者にとって、地域で暮らすその人を中心に支える視点が不可欠となっている。

　こうした変化によって、近年では看護職が果たす役割の拡大とともに、活躍する領域や場の多様化が進んでいる。医療の更なる高度化への対応はもとより、人々の健康寿命の延伸のための疾病予防や健康増進をはかり、施設や地域の枠を超えて療養を支え、そして最期まで誰もがその人らしい生活を送れるように支援する専門職として、看護職に寄せられる期待は大きい。

　看護職が大きな変化のなかにあるからこそ、全ての看護職に共通する、看護実践のよりどころとなるものが一層重要になっている。

　そこで「看護業務基準」は、「働く場や年代・キャリア等にかかわらず保健師、助産師、看護師、准看護師全てに共通する看護の核となる部分を示す」とし、このあり方に基づいて「看護業務基準（2016年改訂版）」を作成した。今般の「看護業務基準（2021年改訂版）」は、「看護職の倫理綱領」（2021年3月）の公表を機に見直しを行い、改訂したものである。

　看護実践の場が多様化するからこそ、核となる部分を明確にする必要性は高まり、それを看護実践の要求レベルとして「看護業務基準」で示すことは、看護の質を担保するためにも重要である。

なお、「看護業務」とは、看護の提供者が主体で、「何を」「どのように」すべきかを提示することをいい、「看護実践」とは、看護職が対象に働きかける行為であり、看護業務の主要な部分を成すものである。

1　看護実践の基準

1-1　看護実践の責務

1-1-1　全ての看護実践は、看護職の倫理綱領に基づく。

看護職は、免許によって看護を実践する権限を与えられた者であり、その社会的な責務を果たすため、「看護職の倫理綱領」を行動指針として看護を実践する。

1-1-2　人の生命及び尊厳を尊重する立場に立って行動する。

看護職は、人の生命、人としての尊厳及び権利を守る専門職である。いかなる理由があろうとも、自らの専門職に課せられたこの責務を全うしなければならない。また、他者による人の生命及び尊厳を損なうような行為に気づいた場合も、看護職は疑義を申し立てる。

1-1-3　安全で、安心・信頼される看護を提供する。

看護職は、看護実践において看護を必要とする人の安心と安全を第一に考え、その人が持っている力を最大限引き出すように、専門知識に基づき支援する。また、自己の看護実践の質の向上に努め、社会から信頼される専門職であり続けるよう研鑽に努める。

1-2　看護実践の内容

1-2-1　看護を必要とする人を、身体的、精神的、社会的、スピリチュアルな側面から支援する。

看護職は、看護を必要とする個人、家族、集団、地域等を身体的、精神的、社会的、スピリチュアルな側面から総合的に捉え、生涯を通じてその人らしい生活を送ることができるよう支援する。

1-2-2　看護を必要とする人の意思決定を支援する。

全ての人は自己の健康状態や治療等について知り、十分な情報を得た上で意思決定する権利がある。看護職は、看護を必要とする人が意思決定する権利を尊重し、その人にとって最良の選択ができるよう支援する。

1-2-3　看護を必要とする人が変化によりよく適応できるように支援する。

保健医療福祉サービスの提供にあたって、看護職は、看護を必要とする人がその内容と目的を理解し、安心して、積極的に参加できるよう支援する。さらに健康レベルの変化に応じて生活様式や生活環境を調整するための支援を行う。

1-2-4　主治の医師の指示のもとに医療行為を行い、反応を観察し、適切に対応する。

看護職は、保健師助産師看護師法第37条が定めるところに基づき主治の医師の指示のもとに医療行為を行う。人の生命、人としての尊厳及び権利に反する場合は、疑義を申し立てる。

看護職は、各自の免許に応じて以下の点についての判断を行う。

1. 医療行為の理論的根拠と倫理性
2. 対象者にとっての適切な手順
3. 医療行為に対する反応の観察と対応

1-2-5　緊急事態に対する効果的な対応を行う。

　　緊急事態とは、極度に生命が危機にさらされている状態で、災害時も含まれる。このような事態にあって看護職は、直面している状況をすばやく把握し、必要な人的資源を整え、的確な救命救急処置を行う。

1-3　看護実践の方法

1-3-1　看護実践の目的と方法について説明し、合意に基づいて実施する。

　　看護職は、自己の看護実践の目的と方法について説明を行う。その際、看護を必要とする人の理解度や意向を十分尊重し、合意を得るように努める。

1-3-2　看護実践に必要な判断を専門知識に基づいて行う。

　　看護職は、各自の免許に応じて、看護実践に必要な判断を専門知識に基づいて行う。より適切な判断のために、科学的な根拠を活用するとともに、関連分野の学際的な知識を深め、最新の知見や技術の習得に努める。

1-3-3　看護を必要とする人を継続的に観察し、状態を査定し、適切に対処する。

　　看護職は、看護を必要とする個人、家族、集団、地域等を継続的に観察して、健康状態や生活環境等を総合的に捉えて査定した上で、支援を必要とする内容を明らかにし、計画立案、実行、評価を行う。この一連の過程は、健康状態や生活環境等の変化に迅速かつ柔軟に対応するものであり、よりよい状態への支援を行うために適宜見直し、必要に応じて様々な資源を活用する。

1-3-4　チーム医療において自らとメンバーの役割や能力を理解し、協働する。

　　必要な保健医療福祉サービスをチームで実践するためには、サービス提供に係る専門職・非専門職の役割を理解し、看護職としての専門性を発揮しながら協働する。

1-3-5　看護実践の一連の過程を記録する。

　　看護実践の一連の過程の記録は、看護職の思考と行為を示すものである。その記録は、看護実践の継続性と一貫性の担保、評価及び質の向上のため、客観的で、どのような看護の場においても情報共有しやすい形とする。それは行った看護実践を証明するものとなる。看護実践の内容等に関する記録の取り扱いは、個人情報の保護、守秘義務を遵守し、他者との共有に際しては適切な判断のもとに行う。

2　看護実践の組織化の基準

2-1　看護実践は、理念に基づいた組織によって提供される。

　　継続的かつ一貫性のある看護を提供するためには、組織化された看護職の集団が必要である。看護実践を提供する組織は、運営するための基本的考え方、価値観、社会的有用性を理念として明示する必要がある。その理念は、本会や国際看護師協会が示している看護職の倫理綱領、そして所属機関や施設等の理念と矛盾してはならない。

2-2　看護実践の組織化並びに運営は、看護職の管理者によって行われる。

　　継続的かつ一貫性のある看護を提供するための組織化並びにその運営は、最適な看護を判断できる能力を備え、看護実践に精通した看護職で、かつ、看護管理に関する知識、技能をもつ看護職の管理者（以下、「看護管理者」という。）によって行われる。

2-3　看護管理者は、良質な看護を提供するための環境を整える。

　　看護管理者は、良質な看護を提供するために必要な看護体制を保持する。さらに、

看護職及び看護補助者が十分に能力を発揮して働き続けられる環境とその責務にふさわしい処遇を整える。

2-4　看護管理者は、看護実践に必要な資源管理を行う。

看護管理者は、看護を提供する組織が目的を達成するために、必要な人員、物品、経費、情報等の資源を確保し、時間を管理して、それらを有効に活用する責任を負う。

2-5　看護管理者は、看護実践を評価し、質の保証に努める。

看護管理者は、看護を提供する組織の目的に即して、看護実践を評価する体制や仕組みを整え、常に質の保証と向上に努める。

2-6　看護管理者は、看護実践の向上のために教育的環境を提供する。

看護管理者は、看護職の看護実践能力を保持し、各人の成長と職業上の成熟を支援するとともに、看護を提供する集団の力を高め、看護を必要とする個人、家族、集団、地域等に貢献するための教育的環境を提供する。

【留意点：准看護師】

「看護業務基準」は全ての看護職を対象としているが、看護師と准看護師の法的規定及び教育時間・内容や教育の基本的考え方には、違いがある点に留意が必要である。

○看護師と准看護師の業について（保健師助産師看護師法）
- 看護師　：「厚生労働大臣の免許を受けて、傷病者若しくはじょく婦に対する療養上の世話又は診療の補助を行うことを業とする者」（第5条）
- 准看護師：「都道府県知事の免許を受けて、医師、歯科医師又は看護師の指示を受けて、前条に規定することを行うことを業とする者」（第6条）

○看護師と准看護師の教育の基本的考え方（看護師等養成所の運営に関する指導ガイドライン※）
- 看護師　：「科学的根拠に基づいた看護の実践に必要な臨床判断を行うための基礎的能力を養う」等
- 准看護師：「医師、歯科医師、又は看護師の指示のもとに、療養上の世話や診療の補助を、対象者の安楽を配慮し安全に実施することができる能力を養う」等

※2020年一部改正した内容に準ずる

これらの違いに基づき、「1-3　看護実践の方法」のうち、以下については准看護師に求められる要求水準が看護師とは異なる。
- 「1-3-3 看護を必要とする人を継続的に観察し、状態を査定し、適切に対処する」は、准看護師は看護師の立案した計画に基づき、看護師の指示のもと、看護を必要とする人に対する支援を行う。

日本看護協会：看護業務基準（2021年改訂版），日本看護協会公式ホームページ．（https://www.nurse.or.jp/nursing/home/publication/pdf/gyomu/kijyun.pdf）［2023.12.19確認］

ミニコラム ▶ 法律家から見た看護業務基準

　弁護士の奥野善彦氏は、「看護」2016年10月号特集「多様化する現場の拠りどころに 看護業務基準（2016年改訂版）」における「オピニオン1」の中で、以下のような見解を述べています。

　「看護業務基準は、看護職の職務の内容と責任を示したものです。日常の業務を実践していく上で、この基準を行動規範とすることを国民に約束したものとして考えられ、国民の権利をいかに守るかという視点に立って業務基準はつくられています。

　この基準に反する場合、刑法上の処罰の対象や、債務不履行または不法行為上の責任が問われ、損害賠償の対象となる場合もあります。したがって、日本看護協会に入会しているかどうかにかかわらず、この業務基準にもとづいて行動していく責務があります」

▶「看護業務基準」では、すべての看護職に共通した看護実践の要求レベルを示すものとして看護職の責務を明らかにしています。上記の見解のように、法的・社会的責任の視点から見ると、看護職にはどんなことが求められていると言えるでしょうか。

▶「ミニコラム ▶看護実践に関する主要法令と基準・規定（表）」（本書 p.29）も参照しましょう。

奥野善彦：法律家の立場から改訂「看護業務基準」を考える，看護，68（12），p.58，2016. より引用して要約.

＊本書は初版刊行以来、下記のように増補・改訂・改題をしています。
　「看護者の基本的責務 2016 年版」以降は、年版として毎年、法改正等を
　踏まえ、必要な修正を行っています。

『看護婦の責任と倫理』
　2000 年 4 月（初版）
『看護職者の基本的責務－基本法と倫理』
　2002 年 9 月（増補・改訂・改題）
『看護者の基本的責務－基本法と倫理』
　2003 年 9 月（増補・改訂・改題）
『新版 看護者の基本的責務－定義・概念／基本法／倫理』
　2006 年 12 月（増補・改訂・改題）
『看護者の基本的責務 2016 年版－定義・概念／基本法／倫理』
　2016 年 1 月（改訂・改題）
『看護職の基本的責務 2021 年版－定義・概念／基本法／倫理』
　2021 年 4 月（改題）

看護職の基本的責務 2024 年版
定義・概念／基本法／倫理

2016 年 1 月 10 日　第 1 版第 1 刷発行　　　　　　　　　　　　　〈検印省略〉
2024 年 2 月 1 日　第 1 版（2024 年版）第 1 刷発行

監　　修 ▪ 手島　恵
発　　行 ▪ 株式会社 日本看護協会出版会
　　　　　　〒 150-0001 東京都渋谷区神宮前 5-8-2　日本看護協会ビル 4 階
　　　　　　〈注文・問合せ／書店窓口〉TEL/0436-23-3271　FAX/0436-23-3272
　　　　　　〈編集〉TEL/03-5319-7171
　　　　　　https://www.jnapc.co.jp
装　　丁 ▪ 臼井新太郎
印　　刷 ▪ 壮光舎印刷株式会社